4期のがんを生き抜く最新医療

藤野邦夫

潮新書

016

潮出版社

4期のがんを生き抜く最新医療

目次

第四章

第五章

第六章

第七章 がん医療の新しい領域をさぐる

第八章 追いつめられた患者にいまなにができるか

目次デザイン／
装幀◉宮崎萌美(Malpu Design)
イラスト◉川野郁代

まえがき——どうして4期のがん患者が助かるようになったか

がん医療の大きな変動期

この2〜3年だけでも、**局所進行がんや全身転移の4期のがん患者が、何人も立ち直る姿をみてきました。**あまり長く生きられないと思われた、**進行した膵臓《すいぞう》がんや肝臓《かんぞう》がんの患者のなかにも、助かる人たちがでてきています。**

こうした人たちは魔法のような、とくべつの治療をうけたわけではありません。**いずれも正当な医学の治療法をうけた人たちです。**

この本では、進行したがん患者たちが、どのようにして助かったかということと、少なくとも元気で生きのびているかを説明したいと考えます。それと同時に世界中で、どのようながん治療の新しい方法が開発されているかを伝えることにします。

がん医療の世界では、これまで5年ごとに大きな変動期がおとずれてきました。世界の医療界では2015年あたりから、新しい変動期がいっせいにはじまったように思えます。

21世紀の世界の医療は、ふたつの共通する方向をめざしてきました。**ひとつは患者のQOL（生活の質）を尊重する方向**で、病気を治すと同時に、患者の生活レベルを治療以前とかわらないようにするか、大きく低下しないようにすることです。**もうひとつは病気の原因と治療法を、患者個人の遺伝子の変異に求める方向です。**

現代医学は、からだの外から病原菌が侵入してくる感染症をべつとして、多くの病気の原因が遺伝子の変異にあると考えました。遺伝子の変異には、子どもに遺伝で伝わる家系的な変異と、生活のしかたや環境が原因となる後天的な変異があると考えられています。

この方向で中心になるのは個人の遺伝子の解析で、この遺伝子の解析ががん医療を大きくかえることになりました。いまでは抗がん剤などの使い方も、個人の遺伝子のタイプを基準にしてきめられるようになっていて、この方向はいまも急速に進行しています。

患者はどのようにして、より確実な治療法を求めるか

治療法が大きく進展すると、あたりまえのことですが、病院間の技術的な格差が広がり

ます。治療法の変化についていけない病院、設備が十分でない病院、必要な設備があっても、使いこなす技術がない病院がでてきます。

だから患者の命はこれまで以上に、適切な病院を選ぶことにかかります。

群馬大学病院第二外科では、ひとりの医師が２０１０年から１４年にかけて、腹腔鏡《ふくくうきょう》を使う肝臓切除で、８人の患者をあいついで死なせました。２０１４年には、千葉県がんセンターで、がん患者が腹腔鏡手術のあとに亡くなりました。

また２０１７年１月には、埼玉県草加市の市立病院で、子宮筋腫《しきゅうきんしゅ》の腹腔鏡手術をうけた58歳の女性患者が亡くなりました。子宮筋腫の手術で命を失ったことに、世間は衝撃をうけました。

新しい医療技術には、つねにリスクがつきまといます。右の３つの出来事は手術のミスと考えられていますが、病気が治るかどうかも、これまで以上に医師の経験と技術・能力にかかるようになりました。

２０１７年８月、国立がん研究センターから発表されたデータでは、全国１８８カ所の病院のとくに肺がんと肝臓がんの患者の治療成績に、大きなちがいがあることがわかりました。

5年生存率でみると、肺がんでは治癒率《ちゆりつ》の高い病院が68・9%だったのに、もっとも低い病院はわずかの2・3%でした。つまり、肺がんで70人が助かる病院と、98人が亡くなる病院があるということです。肝臓がんでは、5年生存率の高い病院が71・6%だったのに、低い病院は15・8%でした。われわれはこの大きな開きが、命に直結することを知らなければなりません。

2017年3月の日本食道学会の発表では、食道がんの手術例の少ない病院の死亡率は、手術例の多い病院の死亡率の2・6倍でした。**ここでも治療例や手術例の多い病院が、少ない病院より信頼できることがわかります。**

どんな病院も、すべてのがんの治療にすぐれているわけではありません。**われわれは治療をうけるまえに、自分のがんについて、病院と医師の経験と能力を慎重に判断しなければなりません。**ひとつの目安は治療例と手術例で、これは各病院が発表しています。わからなければ、聞いてみればいいでしょう。

がん医療では、最初の治療がすべてを決定し、それに失敗すると、スポーツのような敗者復活戦は望めません。また最初の治療に失敗してから、ほかの病院に移ろうとしても非常にむずかしいでしょう。

やはり早期発見・早期治療がいちばんたいせつ

がんの4期でも治る時代がきたといっても、いちばんたいせつなのは早期発見・早期治療であることにかわりはありません。がんが進行すれば治療はむずかしくなり、経費もかかります。それより、患者自身が治療の副作用や合併症に苦しまなければなりません。

日本のがん患者が生きのびる生存率は、70％にせまっています。これは検査機器と検査技術の発達でがんが早く発見されるようになったせいと、新しい治療法の成果でしょう。**いまでは、がんで命を失わないのが、あたりまえになりました。**

早期の大腸がん患者（結腸がんと直腸がんをふくむ）と乳がん患者の10年生存率は、90％をこえています。つまり**早期の大腸がんや乳がんで、10年以内に亡くなる患者は、10人にひとり以下になりました。**ここでは早期発見のたいせつさが証明されています。

その半面、好ましくないデータもあります。

欧米の医療先進国では、毎年、がんによる死亡率が低下しています。年によっては5％も低くなったとされますが、これにはタバコを吸う喫煙率の低下などが作用しているといわれます。

2005年、アメリカのMDアンダーソンがんセンターの統計学者ドナルド・ベリーによって、欧米ではがんによる死亡率が15年連続で、1%ずつさがりつづけていることが明らかにされました。ベリーはこの成果を、予防と化学療法のおかげだといっています。

ところが日本では、毎年、がんによる死亡者数が3000人ずつふえつづけています。2017年には1985年の2倍の約37万3000人ががんで亡くなり、30年間で2倍になりました。その理由は、高齢者がふえたことにあるとされています。

しかし、この推定はおかしいのです。ドイツでもフランスでも、高齢者がふえているのに、がんによる死亡者数がふえているわけではありません。

具体的にみると、**日本ではがん年齢の中心が医学でいう若年層、つまり30代から50代に移っていることがわかります。**

これは世界的な傾向らしく、2018年2月の米国立がん研究所の発表では、50歳未満の人たちに、胃の入り口の「噴門部《ふんもんぶ》」以外の箇所にできる胃がんが多くなったとされました。

日本では、40歳から60歳という働きざかりの人たちががんで亡くなる死亡数は、同年齢の全死亡数の50%を占めています。55歳から60歳という5世代にかぎると、がんで亡くなる人の比率は、なんと60％にたっします。こんなに多くの人たちが、仕事や家族をのこして亡くなっているのです。

それにたいして65歳以上では、がんによる死亡率は減少し、80代では20％、90代では10％にさがります。がんで亡くなる若年層を、どのようにして防ぐかが、現代日本の医療の大きな課題です。

問題はがん検診率の低さ

がん治療法の進展にもかかわらず、日本でがん患者の死亡数がふえる原因は、がん検診の受診率の低さにあるというしかありません。

欧米の医療先進国では、がん検診の受診率が70〜80％にたっしていますが、日本の受診率は半分の35〜40％にすぎません。２０１７年の厚労省の発表では、全国の市区町村の半数以上で、２０１５年度のおもな5種類のがん検診の受診率は10％以下でした。

これでは、からだに異常を感じてから発見される進行がんの患者がふえるのは、あたりまえでしょう。定期的にがん検診をうけていても、発見が遅れることがあるかもしれません。しかし現実には、受診率の低さが死亡数の上昇に結びついています。

図表1 男女別のがん死の上位10位（2017年）

	男性		女性	
	部位	死亡数	部位	死亡数
1	肺	55600	大腸	24700
2	胃	31000	肺	22400
3	大腸	28300	膵臓	16900
4	肝臓	17900	胃	16400
5	膵臓	17100	乳房	14400
6	前立腺	12200	肝臓	9600
7	胆嚢・胆管	9500	胆嚢・胆管	9400
8	食道	9300	子宮	6700
9	悪性リンパ腫	6800	悪性リンパ腫	5400
10	腎・尿路（膀胱除く）	6300	卵巣	4800

（出展：国立がん研究センター「がん情報サービス」）

死亡者数の多いがんを多いほうから順番にみてみると、**男性では肺がん、胃がん、大腸がん、肝臓がん、膵臓《すいぞう》がんが上位5位を占め、女性では大腸がん、肺がん、膵臓がん、胃がん、乳がんが上位5位を占めています。**

かつてがん検診は、50代になってからうければいい検査でした。しかしいまでは、そのような考え方は通用しません。原因は正確にはわかりませんが、がんにかかるリスクが低年齢化しているからです。

死亡数の多い上位5位のがんについては、男女ともに30代になったら、いちどは検診をうけてみる必要があります。とくに家族にがん患者がいる人たちは、2～3年ごとに検診をうける必要があると思われます。

がんから救われるもっとも確実な方法は、できるだけ早く検診をうけて、できるだけ早く発見してもらう以外にありません。

なお抗がん剤や分子標的薬には、化学名と商品名がありますが、この本では、わかりやすい商品名のほうを使うようにしています。

第1章　4期のがん患者を救うコンバージョン手術

1、全身転移の子宮体がんが救われたケース

埼玉県さいたま市の横田和子さんの症例

埼玉県さいたま市の横田和子さん（56歳、以下、すべて仮名）の「**病状説明書**」と「**化学療法の説明書**」をみて、思わず目をみはりました。そこには**子宮体**がんの４Ｂ**期**と書かれていたからです。若い女性で、これほどがんが最終ステージに進行してから発見される例はめずらしいでしょう。

「こんなになるまで、どうして気づかなかったのですか」

と聞くと、

「少しは気になっていたのですが、病院にいくほどではないと思っていたんです」

という返事でした。彼女はからだの小さな異変を気にしないくらい、元気でじょうぶな女性だったのでしょう。

がんの病期は、0期から4期に分類されていて、5期はありません。0期はごく初期のステージのがんで、4期はがんが遠くの組織にまで転移した、最終ステージとされる病態です。このステージ分類はがんごとにきまっていて、治療の基準になっています。

それぞれのステージはがんによって、2期のA、Bとか、3期のA、B、Cというように、さらにこまかく分類されています。和子さんのステージは、治療のむずかしい4期のなかでも、もっとも進行した4B期だったのです。


子宮体がんの初期の自覚症状は、不正出血や茶色のおりものですが、彼女はこうした自覚症状のない少数派の女性でした。とくに閉経後に不正出血があれば、すぐに婦人科にいくのが常識とされています。

和子さんの肺には多発転移があり、胸水《きょうすい》がたまっていました。腹膜《ふくまく》にもがん細胞がタネ

図表2 がんのステージ分類

ステージ分類	ステージ0	Tis～T1	N0	M0	ごく初期のがん
	ステージI	T1～T2	N0～N1	M0	腫瘍が局所にとどまっている
	ステージII	T1～T3	N0～N2	M0	腫瘍が周囲組織やリンパ節に広がっている
	ステージIII	T2～T4	N0～N2	M0	ステージIIより広く広がっている
	ステージIV	T4	N2	M0～M1	遠隔転移がある

＊Tは腫瘍、Nはリンパ節、Mは転移、Tisは上皮内がんをあらわす

をまいたようにちらばり、腹水《ふくすい》がかなりたまっていました。もちろん、左右の卵巣にも転移していましたが、右側の坐骨《ざこつ》に転移があり、歩くときに足をひきずる状態でした。

「これじゃ、３カ月ももたないんじゃないだろうか」

　というのが、すでに顔つきがかわっている和子さんをみた率直な印象でした。

　和子さんのご主人は定年間近で、結婚しているふたりの娘さんには、お孫さんができています。家族に不安材料がないのが、せめてもの救いだと思えました。和子さんは、２０１５年５月、埼玉県立がんセンターにいくことにしました。

現在の化学療法のすばらしさ

和子さんがいった埼玉県立がんセンターの担当医は、それでもコンバージョン手術を計画しました。**コンバージョン**とは「転換」という意味で、**手術ができない患者に数カ月間の化学療法をして、手術ができる状態にしようという治療法です。**

これまでも手術ができる局所進行がんの患者に、患部を小さくしてから手術をしようとする「**術前《じゅつぜん》療法**（**ネオアジュバント療法**）」という治療法がありました。**コンバージョン手術**と**術前療法**は方法が似ていますが、考え方が根本的にちがいます。

一般に化学療法とは、抗がん剤や分子《ぶんし》標的薬《ひょうてきやく》を使う治療法のことで、ホルモン剤を使うホルモン療法をふくめるときは「**薬物療法**」といっています。最近では悪性腫瘍《あくせいしゅよう》にたいする化学療法を、「**ケモセラピー**」とか「**ケモ**」と呼ぶ治療現場がふえてきました。

手術まえの化学療法や薬物療法は、全身に飛びちっているがんが消えることと、最初にがんが発生した原発巣《げんぱつそう》が小さくなることを目標とします。転移した早期のがん細胞はあまり強力でなく、化学療法に弱いと考えられています。

和子さんの担当医は検査の結果、**パクリタキセル**と**カルボプラチン**という2剤併用の抗

図表3 子宮体部

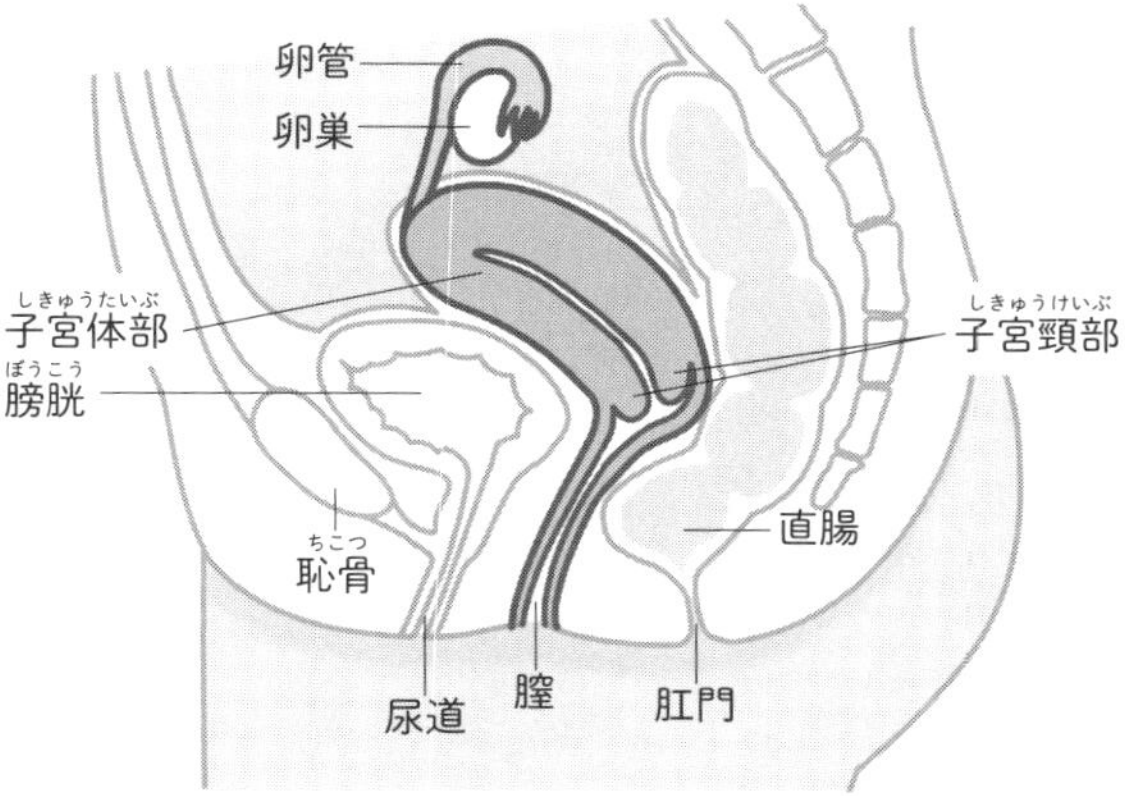

図表4 子宮体がんの病期（ステージ）と標準治療

病期（ステージ）			標準治療
I期	A期	がんが子宮筋層の2分の1未満のもの	手術。出産希望者にはホルモン療法をすることもある
	B期	がんが体部にとどまるが子宮筋層の2分の1をこえるもの	手術 ± 化学療法
II期		がんが子宮頸部間質に浸潤するが子宮をこえていない	手術 ± 化学療法
III期	A期	子宮漿膜（外側の膜）または卵巣・卵管を侵すもの	手術 + 化学療法
	B期	膣ならびに子宮傍組織へ広がるもの	手術 + 化学療法 ± 放射線療法
	C1期	骨盤リンパ節に転移のあるもの	手術 + 化学療法 ± 放射線療法
	C2期	大動脈周囲リンパ節に転移のあるもの	手術 + 化学療法 ± 放射線療法
IV期	A期	膀胱あるいは直腸粘膜を侵すもの	化学療法 ± 放射線療法
	B期	遠隔転移のあるもの	化学療法

図表5 子宮体がんの病期別生存率（2005〜2007年）

病期	I	II	III	IV	全症例
症例数（件）	2103	176	394	181	3034
5年相対生存率（%）	94.9	90.0	68.3	16.8	85.4

（出展：国立がん研究センター「がん情報サービス」）

がん剤治療を計画しました。

パクリタキセルは毒性の強い植物の成分を利用した「**植物アルカロイド**」という種類の薬で、そのなかでもタキサン系と呼ばれる抗がん剤です。いっぽうのカルボプラチンは、**プラチナをベースにした薬**で、どちらも現在の抗がん剤のキードラッグのひとつになっています。


こうして2015年6月から、2剤併用の化学療法がはじまりました。この治療法は9月まで、4週を1コースとするペースで4コースつづけられました。つまり、3週間の化学療法をして1週間休む治療法で、あわせて4カ月の術前療法でした。

副作用として脱毛、手足のしびれ、便秘があったそうですが、比較的軽かったように思えます。

奇跡がおきたとしか思えませんでした。和子さんはがんの広がりをみるPET（ポジトロン断層法）**などの画像検査の結果、手術ができる状態にたどりついたのです。**

和子さんの症例では、現在の化学療法が、いかに有効かが示されています。しかし、それでも化学療法だけでは、がんが治りきらないことがわかっています。そこでタイミングをみて、根治《こんち》をめざす手術と組みあわされているわけです。

手術をするときの絶対条件は、（1）**がんが局所にとどまっていること、**（2）**いっしょに正常な組織を切りとっても、のちの生活のさまたげにならないこと、**（3）**がんが確実に切りとれること、**の３つとされています。

彼女のがんは術前療法の結果、原発巣の子宮だけになっていたのです。この結果をみた担当医は、

「**抗がん剤がこんなに効くとは思わなかったなあ**」

といったそうですが、これは和子さんや家族の喜びを、いっそう大きくしようとした表現だったのでしょう。

彼女は11月１日に手術をうけました。**手術は開腹による単純子宮全摘出術で、子宮とともに両側の卵管や卵巣と、腸のまえに垂れさがっている大網《だいもう》の一部が切除されました。**

がんの手術では、メスががんにふれないようにして、余白をのこし、まわりの組織もいっしょに切りとります。切断面を顕微鏡でみてがんがのこっていれば、**断端陽性《だんたんようせい》**とされて、手術が完全でなかったことを意味します。このため、追加の処置が必要かどうか検討されます。

治療を確実にする術後療法

手術が成功したと思われる患者には、治療成果をより確実にするために、手術の2週間後から4週間後に、追加の化学療法として「**術後療法**（**アジュバント療法**）」がおこなわれます。

和子さんは4週間後の11月27日から、おなじ**パクリタキセル**と**カルボプラチン**を使う術後療法をうけました。このときも4週間ごとのコースを4回つづけ、4カ月後の2016年2月19日に治療が終了しました。

このあと毎月の経過観察がはじまり、それがやがて3カ月にいちどになりました。

それから2年以上たったいまも、和子さんは元気に勤めています。がんの専門医は3年経てば安心できるといいますが、再発するばあいは半年から1年で徴候《ちょうこう》があらわれるように思えます。

和子さんは非常に幸運な症例かもしれません。しかし、ここには現代のがん医療のすばらしさが反映されています。われわれは4期のがんでも助かることがある、すごい時代に

図表6 **子宮体がんの手術法**

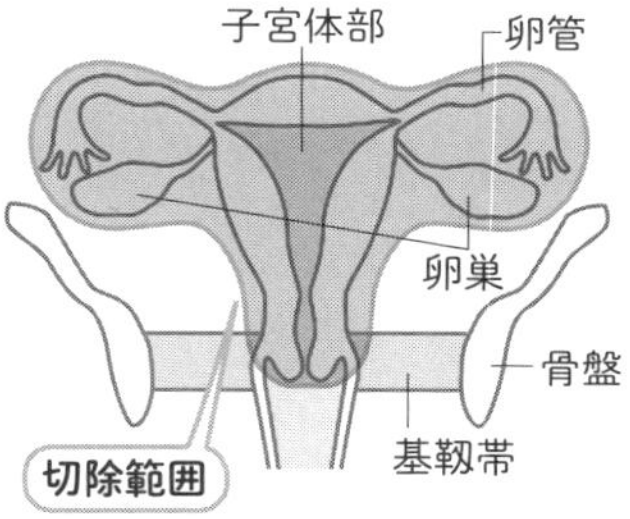

単純子宮全摘出術

子宮の全体と、左右の卵巣と卵管を摘出する。膣壁の一部も切除することがある

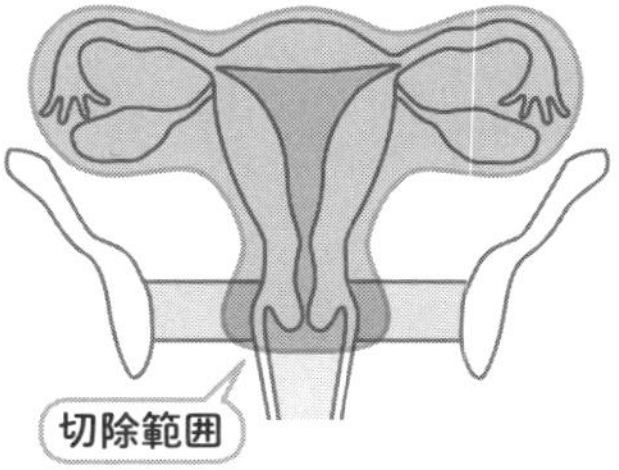

準広汎子宮全摘出術

単純子宮全摘出術より広い範囲を摘出し、膣の上部も切断して縫いあわす

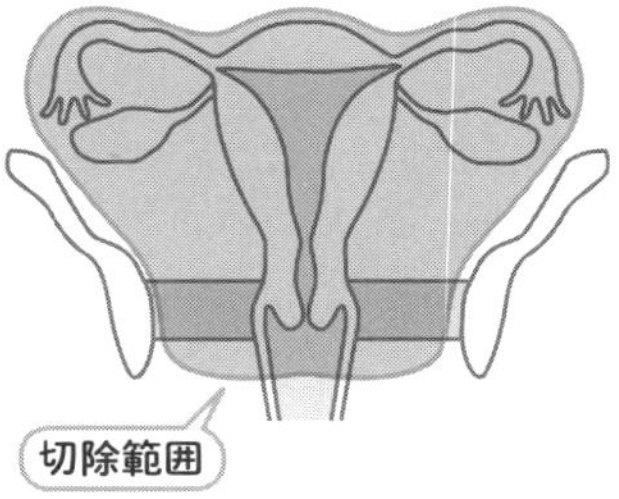

広汎子宮全摘出術

子宮を支える基靭帯までをふくめて、骨盤の近くまで広く切除する。排尿・排便障害やリンパ浮腫がおきて、QOLが低下する

生きているのです。

2、治療法がないといわれた卵巣がんから救われた症例

茨城県つくば市の中川博美さんの症例

茨城県つくば市の調理師・中川博美さん（52歳）に、**4A期の卵巣がん**が発見されたのは、2014年11月のことでした。腹部に水がたまって、すわりにくいほどになったので、近所のクリニックにいったら、すぐに地元の大きな病院を紹介されました。

それ以前にも左足のかかとの痛みや、腰と背中の痛みや、おなかのはりを感じる膨満感《ぼうまんかん》がありました。しかし、そんなに深刻な状態だとは思いませんでした。

まず腹水をぬく処置をした担当医は、数々の検査の結果、ご主人とふたりの娘さんを呼んで、

「もう治療するのは不可能です。苦しまないで、穏《おだ》やかに亡くなるようにします」

と宣告しました。つまり痛みをとる緩和《かんわ》ケアをつづけ、最後には鎮静剤《ちんせいざい》を投与して、眠ったままで亡くなる「**セデーション**」をするということだったのでしょう。

セデーションというのは、終末期の患者をはげしい痛みや苦しみから救おうとする方法で、２００５年に日本緩和医療学会理事会による「苦痛緩和のための鎮静に関するガイドライン」が発表されてから実施の基準ができました。

しかし、終末期の患者はいくら苦しみがあっても、自分の意志を表明することは困難です。だから実施にあたっては、患者の家族と医療チームの綿密な合意の形成が欠かせません。薬剤では**ドルミカム**が第一選択肢となっています。

この情報はすぐに博美さんの両親にも伝えられました。一家は大きな衝撃をうけましたが、しだいに、これが運命ならしようがないと、あきらめに近い心境になりました。

こちらはそのいきさつを知人から聞いて、そんなバカバカしい話はないと思いました。なんの治療もしないで亡くなるのを待つだけとは、あまりに無能な対応です。そこで、

「**治せないところに入院していても、しようがないでしょう。治せるという病院にかわればいいじゃないですか**」

と強く勧めました。それを聞いた家族は、そんな夢のような治療法があるとは思えなかっ

たそうです。それでも東京の国立がん研究センター中央病院に転院する気持ちになりました。

転院するときは、もとの病院の担当医の（1）診療情報提供書（紹介状）、（2）検査データ、（3）画像データが、どんなことをしても必要になります。幸い本格的な治療まえだったので、もとの病院の担当医はデータをそろえてくれて、転院は思ったよりスムーズに実現しました。

ドーズ・デンスTC療法による術前治療

国立がん研究センター中央病院では、患部に針をさして組織をとり、顕微鏡で検査する「**生検**《せいけん》（バイオプシー）」が実施され、卵巣がんであることが確実になりました。現在のがん医療では、生検をしてがんがあることを確定しなければ、治療や手術にふみきることはできません。

博美さんのがんの種類は、卵巣がんの90％を占める**上**《じょう》**皮**《ひ》**性**《せい》で、がんは卵巣の表面をおおう表皮細胞から発生していました。病理学の組織型では**漿液性腺**《しょうえきせいせん》**がん**という上皮性の40％を占めるタイプでした。以後の治療は婦人腫瘍科がひきうけることになりました。

図表7 卵巣

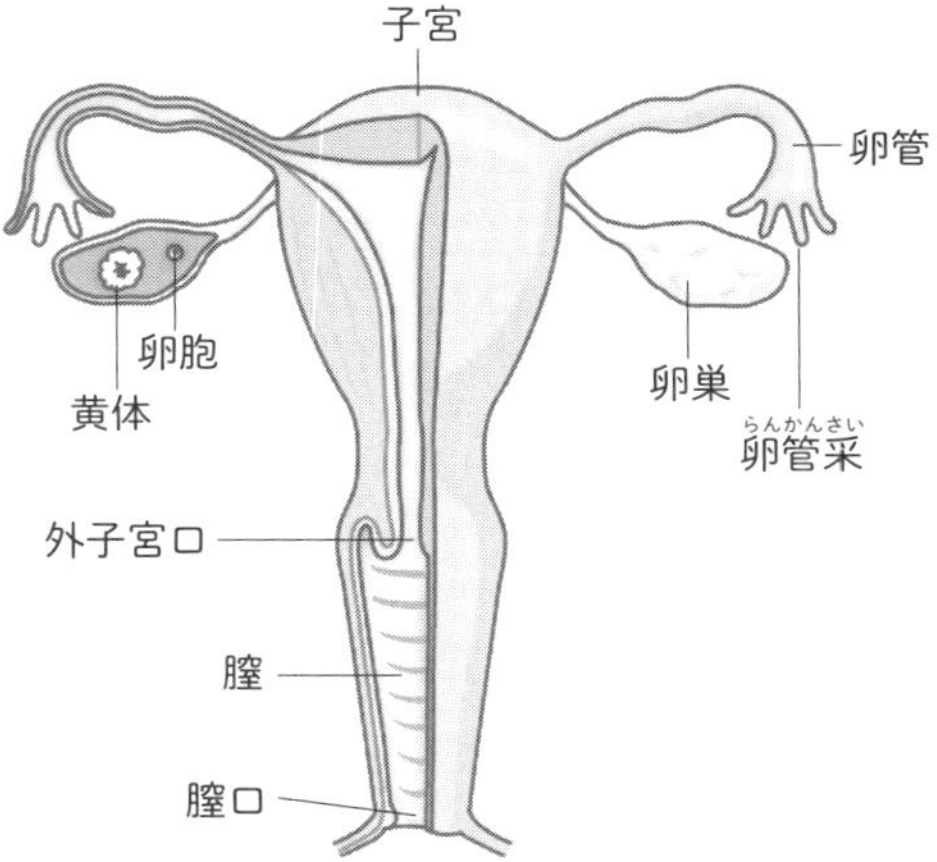

図表8 卵巣がんの病期（ステージ）と標準治療

病期（ステージ）			標準的な治療
I期		がんが卵巣だけに とどまっている	
I期	A期	がんが片方の卵巣だけに とどまっている	手術 （術後補助化学療法もある）
	B期	がんが片方の卵巣にも 広がっている	手術 （術後補助化学療法もある）
	C期	がんが卵巣の被膜を破り、 腹水にも広がっている	手術+術後補助化学療法
II期		がんが骨盤内にあり、 卵管や子宮にも広がっている	手術+術後補助化学療法
III期		がんが骨盤をこえて、腹膜、大網、 小腸、リンパ節にも広がっている	手術+術後補助化学療法
IV期		がんが肝臓や肺などにも 転移している	手術ができれば、 手術＋術後補助化学療法 手術ができなければ、化学療法

担当医から、両側の卵巣が大きくはれていること、腹膜に転移した**腹膜播種**《はしゅ》がおきていること、肺の動脈と下肢《かし》静脈に血のかたまりの血栓《けっせん》があることが説明されました。肺血栓が悪化すると、命にかかわるリスクがあるといわれました。

ステロイド系の抗炎症薬や、胃酸の分泌を抑制する薬とともに、血栓をとかす薬が処方されました。化学療法では卵巣がんの標準的な**ドーズ・デンスTC療法**（dd‐TC）が計画されました。

これは横田和子さんとおなじく、点滴で**パクリタキセル**と**カルボプラチン**という種類のちがうふたつの抗がん剤を使う治療法です。効果と副作用をみながら、この治療法を3コースくり返し、そこで手術ができるかどうか判断しましょうという説明でした。

命が助かるかどうかを賭けた術前化学療法は、入院直後の2014年12月17日からはじまりました。翌年の1月中旬には、血栓が小さくなっていることがわかりました。

高かった術前化学療法の効果

2015年1月21日、腫瘍内科の担当医の説明で、血液検査とCT（コンピュータ断層撮影）検査の結果、抗がん剤の効果が非常に高かったことがわかりました。

図表9 TC療法

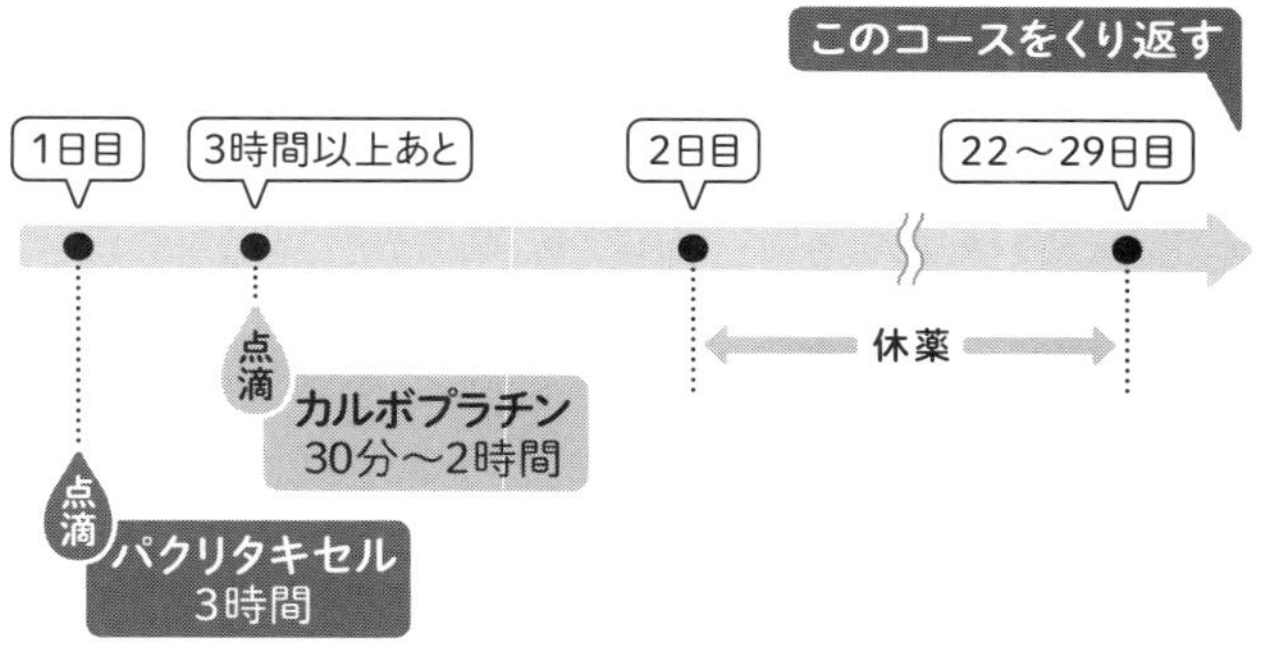

パクリタキセル（175〜180mg／㎡）を３時間かけて点滴後、
カルボプラチン（AUC＝5〜6）を30分〜２時間かけて点滴。
これを3〜4週ごとに繰り返します

「胸水も腹水も消えていますね。卵巣がんと腹膜播種は小さくなっています」

という説明を聞いた夫妻は、胸がおどるような感動を味わいました。正月に家に帰れなかったことも、脱毛したことも、すべては、この瞬間のためだったと思えました。

1月24日には、いちじ退院することができて、つくば市の自宅に帰りました。

3コースの術前化学療法がおわったあと、3月26日に、患部の摘出手術がおこなわれました。子宮、卵巣、大網《たいもう》が摘出され、転移がないことを確認する組織検査のために、一部のリンパ節が採取されました。

「左側の卵巣と子宮の左側の腫瘍が少し大

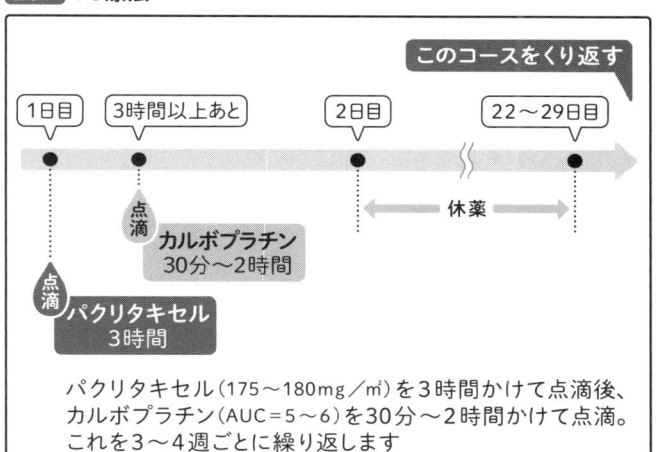

きかったのですが、術前の化学療法の効果が高かったのですね。大網の患部は、ほとんどわからないくらい小さくなっていました」

という婦人腫瘍科の主治医の説明を聞いたとき、やっとここまできたという安心感がこみあげてきたそうです。

そのあと術後療法が3コース実施され、あわせて18週におよぶ6コースの化学療法がおこなわれました。

手術後3年目を迎えた博美さんは、調理師の仕事に復帰して、明るい日々をすごしています。家族が穏やかな死を覚悟したのは、遠い日の出来事のように思えます。

以上のふたつの症例のように、いまの抗がん剤は非常によく効くようになっています。さらに一部では、個人にたいする抗がん剤の効果を事前に確《たし》かめる「**感受性《かんじゅせい》試験**」が実施されています。
これは**頭頸部《とうけいぶ》、食道、胃、膵臓《すいぞう》、大腸、乳、子宮、子宮頸《けい》、卵巣などのがんにたいして、あらかじめ効果をたしかめる方法**で、患者のがん細胞を抗がん剤といっしょに培養《ばいよう》し、48時間後にがん細胞が死滅しているかどうかをたしかめます。

感受性試験ができる病院や施設は、まだわずかしかありませんし、保険もまだききませんが、この試験によって、どの抗がん剤の効果が高いかということだけでなく、再発率や生存期間まで予測できるとされています。

効果の高い薬剤の種類がふえ、繊細《せんさい》な手術ができるようになったおかげで、４期のがん患者にも、根治《こんち》をめざすコンバージョン手術ができるようになりました。化学療法だけでは、がんを根治にみちびくことはできません。そこで手術と組みあわせるのが、新しい治療法の大きな特色です。

現在のがん医療では、化学療法と手術だけでなく、放射線療法や遺伝子解析なども組みあわせ、これまでに開発されたさまざまな方法を結集する「**集学的治療**《しゅうがくてき》」が実を結びはじめています。

第2章　4期の膵臓がんや胃がんのコンバージョン手術

1、発見されても大半は助からなかった膵臓がん

膵臓がんとはどのような病気か

膵臓《すいぞう》がんといえば難病中の難病で、2010年ごろまでは罹患数《りかんすう》（病気にかかった人数）と死亡数がおなじだといわれていました。**つまり膵臓がんにかかれば、まず助からないということでした。**

膵臓は3大栄養素（タンパク質、炭水化物、脂肪）を消化する酵素のほとんどをつくりだします。さらに血液中のブドウ糖を正常にたもつ**インスリン**のようなホルモンを分泌しま

すが、この機能が低下すると、糖尿病にかかるリスクが高くなります。

膵臓は胃の背中側にある長さ15～20センチの比較的長い器官ですが､幅が3～4センチ、厚さが2～3センチしかないので、直径2センチ以下の小さながんでも、まわりの組織に広がったり、転移したりしていることがあります。

しかも自覚症状がでにくいことと、胃、十二指腸、小腸、大腸、肝臓のようなさまざまな臓器にかこまれているので、がんを発見しにくいことが治療を困難にしていました。そのうえ膵臓がんに効く薬はありませんでした。

「おなかが痛いとか背中が痛いといってくる患者に、膵臓がんが発見されれば、90%は手術ができませんでしたね。膵臓がんで痛みを感じるのは、膵臓のまわりの神経にまでがんが広がっているからですよ」

この医師の証言のように、膵臓がんは悲惨ながんの代表でした。

進行した膵臓がんから救われたケース

ところがいまでは、**進行した膵臓がんでも、根治《こんち》的なコンバージョン手術ができるようになっています。**それを証明したのは、静岡県掛川市の久田直哉さん（54歳）のケースでした。

久田さんはたまたまうけた検診で、精密検査の必要があるという「**要再検**」の指示をうけました。その瞬間、自分に家系的な糖尿病があることから、膵臓がんではないかと感じました。糖尿病があると、膵臓がんのリスクが高くなるとされています。膵臓がんの腫瘍マーカー**CA19-9**と**エラスターゼ1**も、高い数値を示しました。

あいだをおいた精密検査には、奥さんも同行しました。**造影剤《ぞうえいざい》を使うCT検査、MRIによるMR胆管膵管《たんかんすいかん》撮影**（MRCP）、**内視鏡的逆行性胆管膵管造影《ぎゃっこうせいたんかんすいかんぞうえい》**（ERCP）、**超音波内視鏡**（EUS）、**PET《ペット》撮影など**がありました。

ERCPとは、内視鏡を十二指腸乳頭部《にゅうとうぶ》（膵管と総胆管の出口）がみえるところまでいれて、直径1～2ミリの細いチューブを膵管や総胆管《そうたんかん》に挿入する検査方法です。このあとX線で観察しながら造影剤を注入し、撮影したり、生検《せいけん》用の組織をとったりもします。

またEUSは、内視鏡の先端に**超音波振動子《しんどうし》**（**プローブ**）をつけて、胃や十二指腸から膵臓に超音波を送受信して画像化する検査です。この装置を使えば、からだの外側からあてる超音波より、精度の高い画像を手にいれることができると説明されました。

これらの画像診断のおかげで、2センチ以下の1期の小さながんも発見されるようになっており、この大きさで治療すれば、5年生存率は60%にたっするとされています。

4A期の膵臓がんでも助かるのか

検査をおえた久田さんは、暗い気持ちになりました。帰宅してからも食欲がなく、眠ることもできませんでした。膵臓がんは半年から1年しかもたないことを知っていました。**おれが死んだあと、妻や子どもは、どうして**

「あと、どれくらい生きられるのだろうか。

暮らしていくのだろう」

という問いが、頭のなかをかけめぐりました。

検査後の指定の日に病院にいくと、**4A期の局所進行の膵臓がん**という診断が伝えられました。がんは膵臓のつけ根の**膵頭部**《すいとうぶ》にできているということでした。ひょっとしてがんではないかもしれないという希望は、砕《くだ》けちりました。膵臓のまわりの太い動脈にも、がんがびっしりとはりついているという説明でした。

そのとたん、横にいた奥さんが声をあげて泣きだしました。久田さんは自分も泣きたい気分でした。もはや生きる希望がなくなったのです。

図表10 **膵臓**

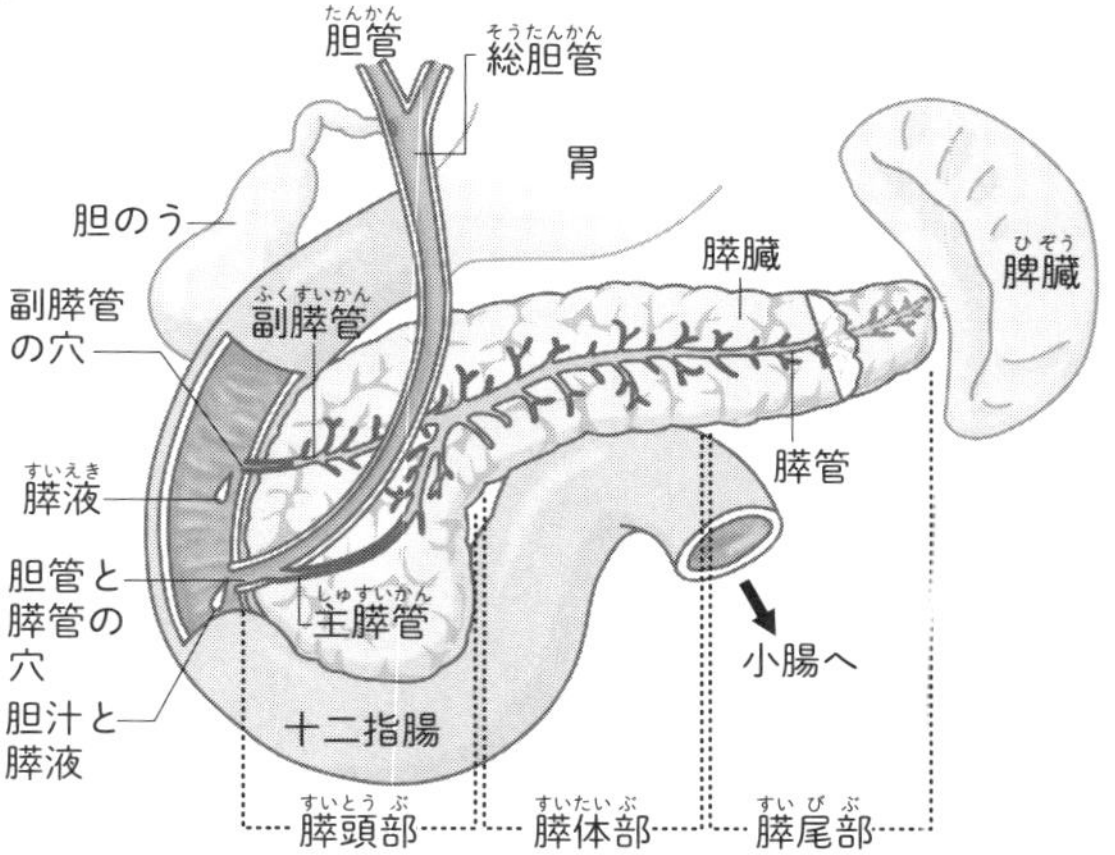

図表11 **膵臓がんの病期(ステージ)分類**

I期		膵臓のなかに2センチ以下のがんがあるが、リンパ節に転移していない
II期		がんが膵臓内にとどまっているが、大きさが2センチ以上か、隣接するリンパ節に転移がある
III期		がんが膵臓の外に少しでているが、隣接するリンパ節にとどまっている。あるいは、がんが膵臓内にとどまっているが、少し離れたリンパ節に転移している
IV期	A期	がんが膵臓のまわりの臓器や、重要な血管に広がっている
	B期	遠くの臓器に転移がある

ところが、久田さんはそのつぎの担当医のことばに、わが耳を疑いました。

「**がん**が**遠くの臓器に転移している4B期ではないので、根治《こんち》をめざしてがんばりましょう。いまは非常によく効く薬がありますし、ばあいによっては放射線も併用します。おかげで立ち直る人たちもふえていますよ**」

担当医がほんとうのことをいっているのか、患者に希望をあたえるための慰《なぐさ》めをいっているのか、わかりませんでした。しかし、担当医のいうとおりに治療をうけるしかありません。

あとでわかったのですが、担当医はこのとき、**コンバージョン手術**を考えていたのでした。

はじまった術前化学放射線療法

もちろん、すぐに手術できる病状ではありません。まず**ジェムザール**と**アブラキサン**による化学療法がはじまりました。**アブラキサン**というのは**アルブミン**というタンパク質に、抗がん剤の**パクリタキセル**を結合させてナノ粒子化した新しい抗がん剤で、ナノというのは10億分の1メートルという単位です。

図表12 ジェムザールとアブラキサンの投与法

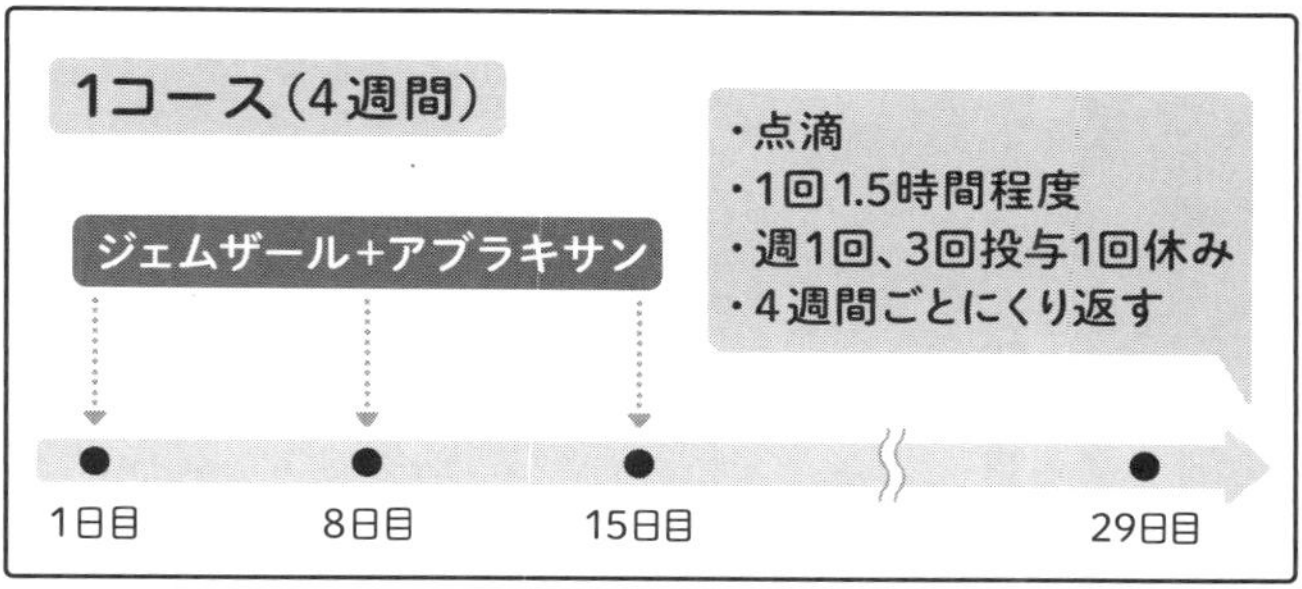

投与法は週1回の投与を3週連続でつづけ、4週目を休みにする4週単位のコースがくり返されました。ほかに**ジェムザール**だけか、**ジェムザール**と**TS-1**の併用か、**ジェムザール**と**タルセバ**という組みあわせもあり、さらに**フォリフィリノックス**という処方もあるということでした。

フォリフィリノックスは**オキサリプラチン**、**イリノテカン**、**5-FU**、**ロイコボリン**という4剤を結びつけた薬剤ですが、UGT1A1という遺伝子多型《たけい》検査をうけた結果、これを使うと、久田さんには副作用が強くでることがわかりました。担当医はつぎのように説明しました。

「**フォリフィリノックス**も効きますが、副作用が強いので、75歳以上の患者さんには使いません。65歳から74歳の患者さんでも、用心して使わなければなりませんよ」

化学療法と同時に、放射線治療がはじまりました。膵臓は放射線に弱い腸にかこまれているうえに、呼吸とともに動くので、照射は困難です。ＣＴで照射位置を慎重に確認したあと、１回15分の月〜金の照射を６週間にわたってうけ、合計して60グレイの照射をうけました。副作用としては軽い吐き気と食欲不振がありました。

いまでは膵臓がんの照射に、ごく一部でアメリカのビューレイ社が開発した「**メリディアン**」という機器が使われるようになっています。これはＭＲＩと放射線治療装置をいっしょにした機器で、むずかしい膵臓の照射を３次元で把握して正確に照射しますが、購入費が高額なのがネックです。

抗がん剤と分子標的薬のちがい

ここでがんの薬について説明しておけば、代表的な製品に、**抗がん剤**と**分子**《ぶんし》**標的薬**《ひょうてきやく》があります。

抗がん剤が公式的に研究されたのは、第二次大戦がおわった１９４７年のことでした。第一次大戦で、ドイツ軍が**マスタードガス**というくさったタマネギのようなにおいのする化学兵器を使用し、イギリス兵が死亡しました。

第二次大戦では、それを改良した**ナイトロジェンマスタード**が使われました。戦争がおわったあと、このガスがゴム手袋をしていても、人体に被害をおよぼす理由が研究されました。そして、ガスが皮膚《ひふ》をとおして人体に浸透すると、細胞が傷害されて亡くなることがわかりました。

アメリカの医師シドニー・ファーバーが、これを改良して、子どもの白血病の治療に使えないかと考えたのが、抗がん剤のはじまりになりました。ファーバーは無限に増殖するがん細胞を、阻止《そし》できないかと考えたのでした。

このように70年の歴史をもつ抗がん剤のほとんどは、細胞を傷害する**細胞毒**という性質をもっています。抗がん剤には１００種類ほどのものがありますが、よく使われるのは70種くらいです。

抗がん剤はひんぱんに**ＤＮＡ**を複写して増殖する、がん細胞に作用します。しかし、同時に正常細胞にも少しは作用しますので、副作用を避けることはできません。ＤＮＡについては、あとで説明することにします。

これにたいして**分子標的薬**は、ＤＮＡにじかに作用することはありません。がん細胞を無限に増殖させる信号を送る物質（分子）か、信号をうける物質（分子）に作用してブロック（阻止）します。だから正常細胞に副作用がないか、あっても少ないと考えられました。

しかし、正常細胞にもがん細胞とおなじ分子が少しはありますので、まったく副作用がないわけではありません。ただ抗がん剤には共通した副作用があるのに、分子標的薬の副作用は人によってちがいました。

1990年代から開発されてきた分子標的薬には、約50種類の製品があり、**ハーセプチン**はもっとも代表的な製品のひとつです。

難病中の難病からの生還

久田さんは手術にこぎつけることができました。手術のあとにも、化学療法がおこなわれました。けっして楽な治療ではありませんでしたが、それでも難病中の難病にかかって、とりあえず命が助かったのです。

術後療法がすんでから、いまでは2年半ものあいだ元気で暮らすことができています。手術が望めなくて、化学療法と緩和《かんわ》治療をつづけるしかない患者たちがいるなかで、かれは非常に幸運なケースだったのでしょう。それは担当医のいうとおりでした。

「**化学療法でがんが小さくなって、手術ができるようになる患者さんは、まだそんなに多いわけではありません。しかし、ジェムザールとアブラキサンが保険で使えるようになっ**

てから、手術ができるようになる患者さんが少しずつふえています」

　久田さん夫妻は現代のがん医療の進展に、深く感謝しています。

　２０１７年3月、読売新聞が**抗がん剤と超音波の攻撃で、手術できない膵臓がんを死滅させようとする、**東京女子医大の村垣善浩・先端工学外科学教授らの研究を紹介しました。その研究が安全性を確認する臨床研究に移るということでした。

　この治療法では、超音波に反応して、がん細胞に毒性をもつ活性酸素を発生させる抗がん剤が使用されます。この抗がん剤を微粒子でつつみ、がん細胞に集まるように加工してから患者に注射し、24時間後に膵臓にむけて、超音波を数回照射します。

　特殊加工をした抗がん剤は国内の技術で作成され、小型の超音波装置は、東北大学と国内のメーカーが共同開発したとされていました。

　ふつうの治療法にくらべて、抗がん剤が少量ですむことと、正常細胞に打撃をあたえないため、重い副作用がないことが確認されています。

　２０１７年10月28日、広島で開かれた「第12回膵癌《すいがん》術前治療研究会」では、「膵癌に対する術前治療の適応」というテーマで研究成果が発表されました。

研究会では、術前治療の対象となる膵臓がんが、３つに区別されました。（１）切除できる膵癌（**R膵癌**）、（２）門脈因子《もんみゃくいんし》に起因する切除可能境界膵癌（**BR－PV膵癌**）、（３）動脈因子に起因する切除可能境界膵癌（**BR－A膵癌**）の３つです。

門脈とは、胃腸、膵臓、胆のう、脾臓《ひぞう》から静脈血を集めて肝臓に送る静脈のことですが、この3項目は手術ができそうな膵臓がんにたいする術前治療の有効性について、コンセンサスをえようとしたものでした。

2、根治手術ができない進行性胃がん

三重県鈴鹿市の平本忠志さんの症例

根治《こんち》手術ができなかった**4A期の局所進行の胃がん**にたいしても、事前に化学療法を計画する**コンバージョン手術**がおこなわれています。

三重県鈴鹿市の平本忠志さん（56歳）に、**４Ａ期の胃がん**が発見されたのは、２０１５年6月のことでした。それまでにも胃のあたりに痛みがあったり、胃液のような液体を口からはいたりしていたのですが、胃潰瘍《いかいよう》ではないかと考え、市販の胃薬を飲んでいました。

しかし妻や家族が心配するし、自分でも気になったので、近所の胃腸科クリニックにいってみました。クリニックでは胃カメラで調べることになり、指定された日に朝食ぬきでいったところ、がんが発見されました。医師はつぎのように説明しました。

「**そうとう進行していますよ。すぐに大きな病院に紹介しますから、手術ができるかどうか調べてもらってください**」

平本さんはいままでは胃がんは、かんたんに治せる病気だと軽く考えていました。しかし医師の顔をみると、どうやら、そんなに軽いものではなさそうでした。

紹介された病院では、すぐに結果がでました。

「**胃は内側から粘膜《ねんまく》、粘膜下層《かそう》、固有筋層《こゆうきんそう》、漿膜《しょうまく》下層、漿膜という5つの層でできているのですが、胃がんで重要なのは、どの層まで浸透しているかという深達度《しんたつど》**です。あなたのがんは、胃の出口の幽門《ゆうもん》に近い箇所にありまして、漿膜をつきでて外にでています。手術ができるかどうか、まず化学療法をしてみましょう」

図表13 胃

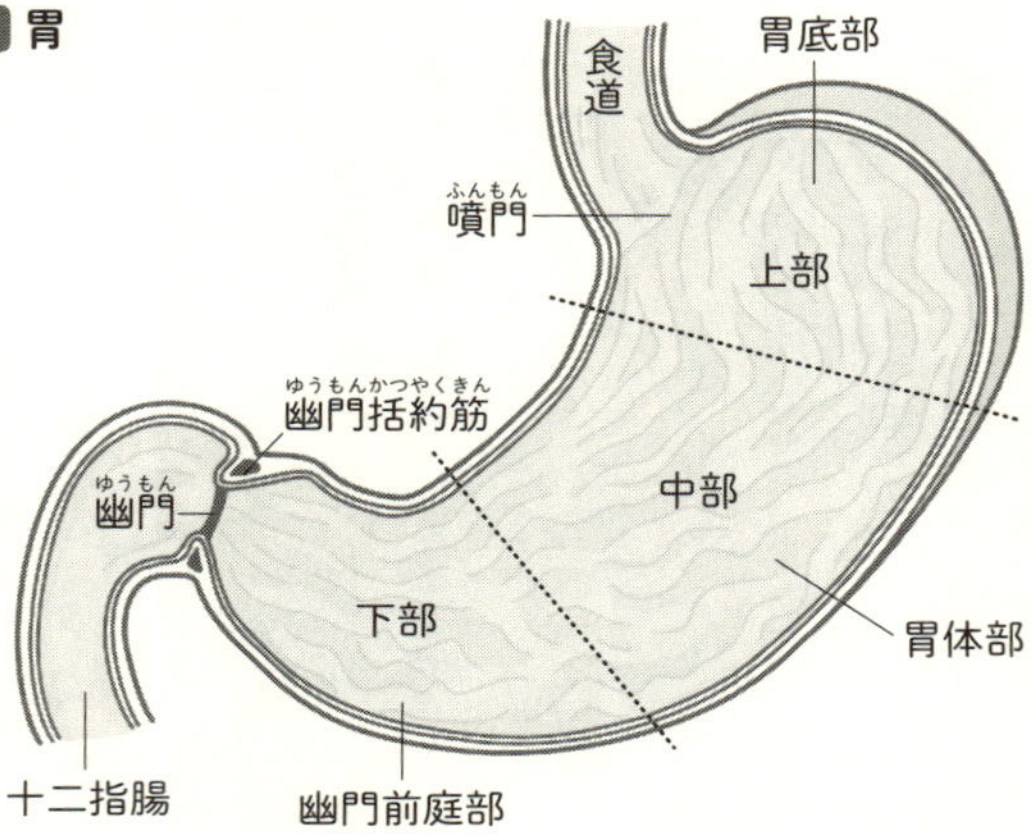

幸い肝臓に転移がなく、少し腹水がたまっている程度だという説明でした。手術ができないと、どうなるのかと聞くと、

「そうなると完全には治せませんので、化学療法をつづけていくしかありません」

という返事でした。化学療法が効かなくなったり、副作用が強くでるようになったりすると、そのときに最期がくるということのようでした。

TS－1とシスプラチンによる化学療法

化学療法では**TS－1**と**シスプラチン**という、2種の抗がん剤が使われました。経口《けいこう》薬のTS－1は初日から21日間、1日2回、朝食後と夕食後に1錠ずつ服用しました。**シスプラチ**

図表14 胃がんの病期(ステージ)と治療の目安

		病状	治療法
I期	A期	がんが胃の(1)粘膜か、(2)粘膜下層にとどまっていて、リンパ節転移はない。分化型の2cm以下のがんで、潰瘍はない	内視鏡手術か縮小手術ができる。治る可能性が非常に高い
	B期	(1)がんが粘膜下層に達していて、リンパ節に1～2個転移している (2)がんが筋層に達しているが、リンパ節転移はない	定型(ふつうの)手術とリンパ節郭清が必要。治る可能性が非常に高い
II期	A期	(1)がんが粘膜か粘膜下層にとどまっていて、リンパ節転移が3～6個ある (2)がんが固有筋層に達していて、リンパ節転移が1～2個ある (3)がんが漿膜下層に達しているが、リンパ節転移がない	定型手術と補助化学療法が必要。治る可能性が高い
	B期	(1)がんが粘膜か粘膜下層にとどまっているが、リンパ節転移が7個以上ある (2)がんが固有筋層に達していて、リンパ節転移が3～6個ある (3)がんが漿膜下層に達していて、リンパ節転移が1～2個ある (4)がんが漿膜をこえているが、リンパ節転移がない	定型手術と補助化学療法が必要。治る可能性が高い
III期	A期	(1)がんが固有筋層に達していて、リンパ節転移が7個以上ある (2)がんが漿膜下層に達していて、リンパ節転移が3～6個ある (3)がんが漿膜をこえていて、リンパ節転移が1～2個ある	定型手術と補助化学療法が必要。治る可能性がある
	B期	(1)がんが漿膜下層に達していて、リンパ節転移が7個以上ある (2)がんが漿膜をこえていて、リンパ節転移が3～6個ある (3)がんがほかの臓器にも広がっているが、リンパ節転移がない (4)がんがほかの臓器に広がっていて、リンパ節転移が1～2個ある	定型手術か拡大手術と補助化学療法が必要。切除する範囲が広くなるが、治る可能性がある
	C期	(1)がんが漿膜を破っていて、リンパ節転移が7個以上ある (2)がんがほかの臓器にも広がっていて、リンパ節転移が3～6個ある (3)がんがほかの臓器にも広がっていて、リンパ節転移が7個以上ある	拡大手術と補助化学療法が必要。切除する範囲が広くなるが、治る可能性がある
IV期		がんが遠くの臓器にも転移している	緩和手術、化学療法、放射線治療、対症療法を考える

図表15 胃壁の仕組みとがんの深達度

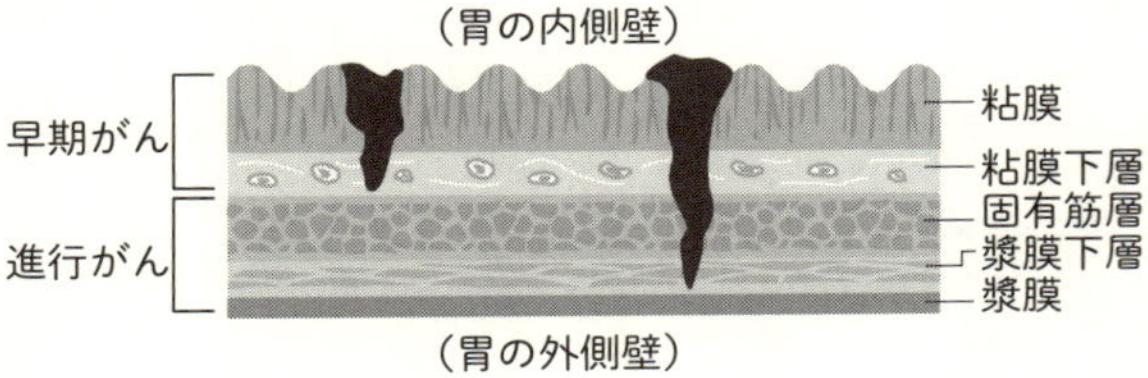
（胃の内側壁）
早期がん
進行がん
粘膜
粘膜下層
固有筋層
漿膜下層
漿膜
（胃の外側壁）

図表16 TS-1とシスプラチンの投与法

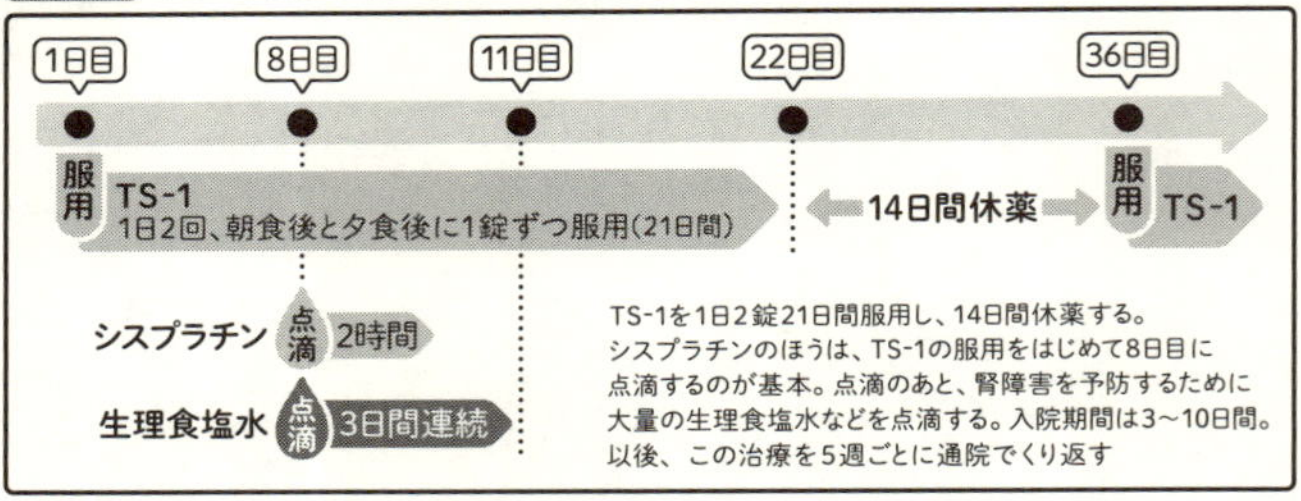
1日目
8日目
11日目
22日目
36日目
服用
TS-1
1日2回、朝食後と夕食後に1錠ずつ服用（21日間）
14日間休薬
服用
TS-1
シスプラチン
点滴
2時間
生理食塩水
点滴
3日間連続
TS-1を1日2錠21日間服用し、14日間休薬する。
シスプラチンのほうは、TS-1の服用をはじめて8日目に
点滴するのが基本。点滴のあと、腎障害を予防するために
大量の生理食塩水などを点滴する。入院期間は3〜10日間。
以後、この治療を5週ごとに通院でくり返す

ンは点滴で、8日目に2時間かけて投与され、22日目から2週間は休薬でした。

最初の1週間は入院しましたが、そのあとは通院で治療がおこなわれました。心配した副作用では吐き気と下痢があり、口内炎も経験しました。

平本さんはそのあいだに、胃がんには「**分化型**」と、悪性の「**未分化型**」があることを学びました。分化型とは、胃の粘膜の構造をのこしたまま大きくなるタイプで、未分化型は粘膜構造のかたちをとらないで、バラバラに大きくなる

タイプでした。なかには最初は分化型でも、進行するにつれて未分化型にかわるものもあるそうです。

もっと早く検査をうけて、直径2センチくらいで発見されていれば、**ESD（内視鏡的粘膜下層剝離術）やEMR（内視鏡的粘膜切除術）で切除できて、**入院も1週間程度ですみ、たいした苦労もしないで治せたこともわかりました。

化学療法が4コースまですすんだとき、CTなどによる検査がおこなわれました。担当医から、

「**よかったですね。手術ができるようになりましたよ**」

と伝えられました。平本さんはこのとき、はじめて**コンバージョン手術**ということばを聞きました。

「**胃がんでコンバージョン手術ができるのは、まだ10%もありません。これはこれからの治療法です**」

平本さんは開発途上の治療法をうけられる自分が、いかに幸運かを知りました。手術の結果は、「**R0（アールゼロ）**」という「がんが完全に切除された状態」でした。これは切

図表17 EMRとESD

内視鏡的粘膜切除術（EMR）

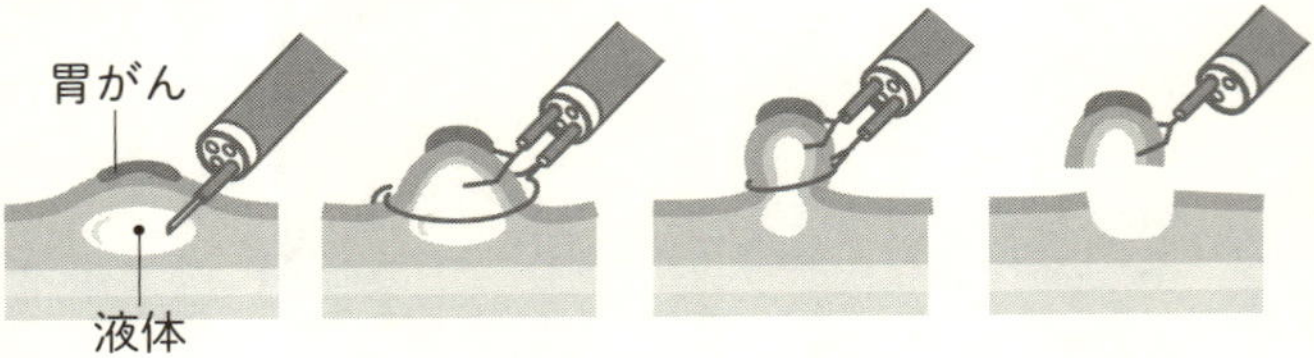

(1)
粘膜の下に生理食塩水を注入して、がんを浮きあがらせる

(2)
がんを鉗子でつかみ、スネア（輪状のワイヤ）をかける

(3)
スネアに高周波電流を流してがんを焼き切る

(4)
がんを回収する

内視鏡的粘膜下層剥離術（ESD）

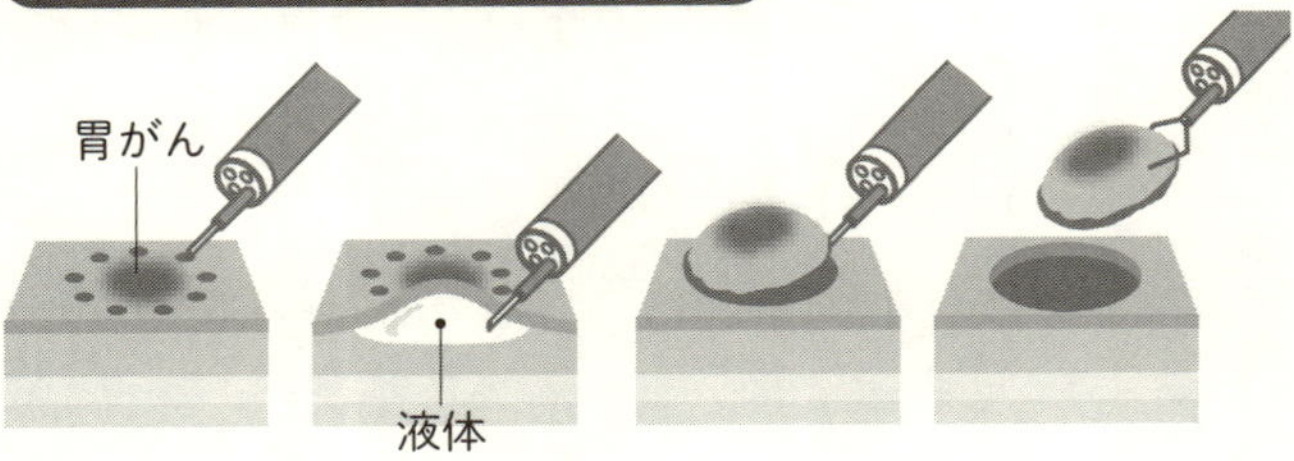

(1)
切除する箇所をマークする

(2)
粘膜下層に生理食塩水を注入して、がんを浮きあがらせる

(3)
専用ナイフで粘膜を切り、粘膜下層を切りはなしてがんを切除する

(4)
がんを回収する

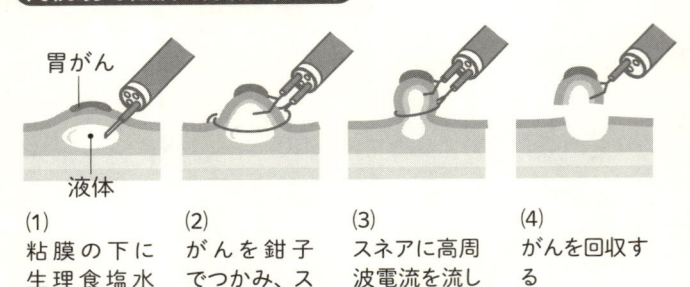

除した箇所のすべての面を顕微鏡で調べた結論です。

Ｒ０にたいして**Ｒ１（アールワン）**というのは、顕微鏡でみるとがんのとりのこしがある状態で、**Ｒ２（アールツー）**は、肉眼でみてもがんののこりがある状態だそうです。つまり平本さんの進行性の胃がんは、心配のない状態になったということでした。

図表18 **R0からR2**

R0	がんののこりがない
R1	がんの顕微鏡でみたのこりがある
R2	がんの肉眼でみたのこりがある

２０１３年２月、久田さんの膵臓がんで説明した**アブラキサン**が、膵臓がんの３週ごとの投与法にくわえて、治療歴のある進行性胃がんの患者にも承認されました。これは**ＴＳ－１**などが効かなくなった、手術できない進行・再発胃がんの患者７４１名を対象にした治験《ちけん》の結果でした。

第3章

子宮頸がんの同時化学放射線療法と前立腺がんの頭蓋骨転移の放射線療法

1、20~30代の女性にふえてきた子宮頸がん

ヤング世代にも子宮頸がんの検診が必要

子宮頸《けい》がんのほとんどの原因が、**ヒトパピローマウイルス**（ＨＰＶ）の感染であることが知られています。２００種もあるがんのなかで、原因がわかっているがんはわずかしかないので、原因がわかっている子宮頸がんはめずらしいがんだといえるでしょう。

子宮頸がんのなかには、膣《ちつ》に近い箇所にできる**扁平上皮《へんぺいじょうひ》がん**と、子宮体部に近い箇所

図表19 子宮

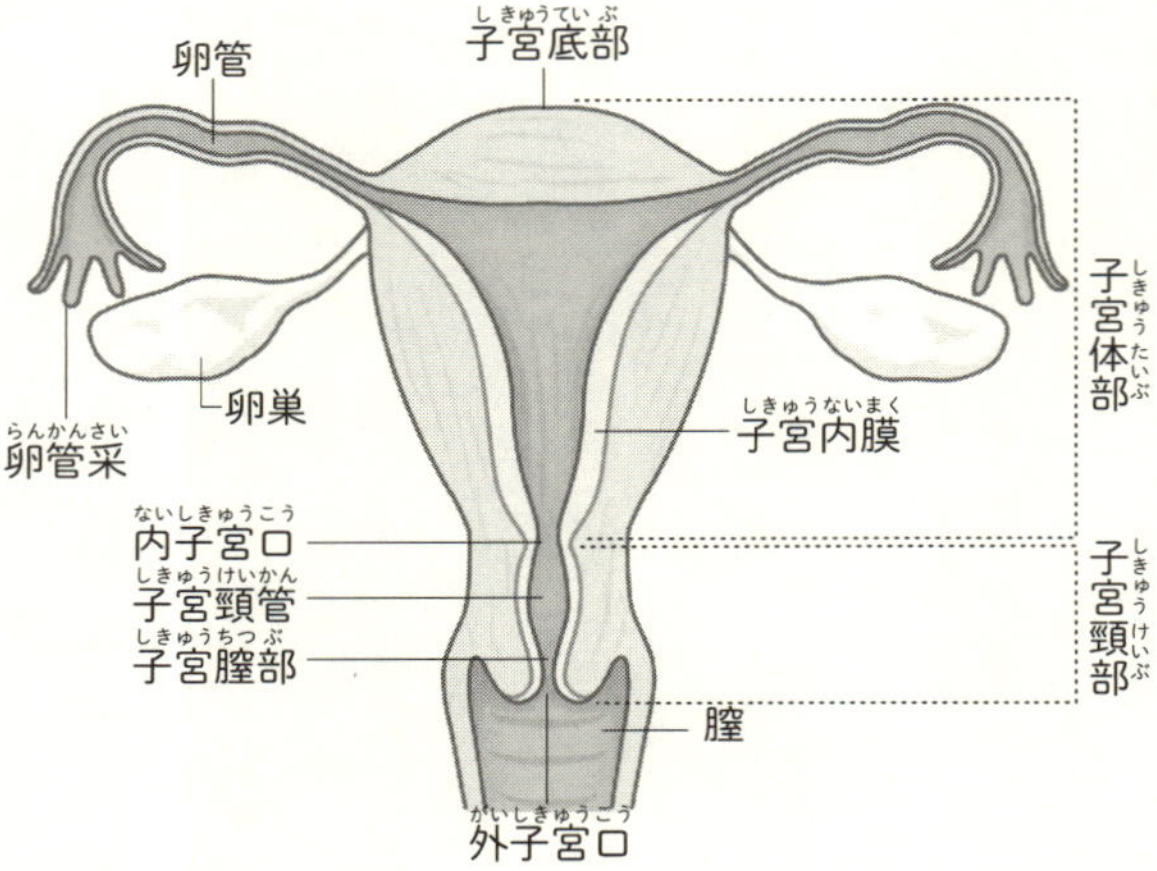

にできる腺《せん》がんがあり、かつては10％程度だった腺がんが、いまでは25％前後にふえています。

子宮頸がんの腺がんは、扁平上皮がんにくらべて悪性度が高く、早くから転移がおきやすいうえに、抗がん剤や放射線が効きにくいとされています。

最近のめだつ傾向は、**20～30代の若い女性に、扁平上皮の子宮頸がんがふえている**ことです。なかには妊娠してから、子宮頸がんが発見される人たちがいます。早期の扁平上皮がんなら、出産してから治療する選択肢がありますが、進行度によっては、胎児をあきらめて治療せざるをえないこともあります。

図表20 子宮頸がんの病期(ステージ)と標準治療

病期(ステージ)			標準治療
0期		がんが子宮頸部の上皮内にとどまっている	円錐切除
I期	A期	がんの浸潤(深さ)が5ミリ以内で、広がりが７ミリ以内	円錐切除 単純子宮全摘 準広汎子宮全摘
	B期	がんがIA期をこえるが、子宮頸部にとどまっている	広汎子宮全摘 術後放射線療法 術後化学放射線療法
II期	A期	がんが子宮頸部をこえているが、膣壁の下方3分の1に達していない	広汎子宮全摘 術後放射線療法 術後化学放射線療法
	B期	がんが基靭帯に達している	
III期	A期	がんが膣壁の下方3分の１以上に達している	放射線療法 化学放射線療法
	B期	がんが骨盤壁まで達している	
IV期	A期	がんが子宮をこえて、膀胱や直腸の粘膜にまで達している	放射線療法 化学放射線療法
	B期	がんが肺や肝臓などに転移している	緩和的放射線療法 化学療法

奈良市の藤山恵子さん（32歳）は、**妊娠3カ月目に子宮頸がんが発見**されました。医師と相談のうえ、出産後に治療することになりましたが、**7カ月目に扁平上皮がんが腺がんにかわっていることがわかりました。**こんな現象がおこることもあるのです。

そこで急いで保育器のある奈良県立医科大学病院にうつり、帝王切開で胎児をとりだしてから治療をうけることになりました。この処置はうまくいって、親子ともに元気で暮らしています。

手術で根治がみこめるのは早期の子宮頸がんだけ

愛媛県松山市の早宮るり子さん（56歳）に子宮頸がんが発見されたのは、2016年10月末のことでした。きっかけは不正出血がつづいたことで、診察をうけにいった近所の婦人科クリニックの医師は、すぐに愛媛大学病院を紹介しました。

るり子さんは子宮頸がんにかかれば、レーザーメスや超音波メスによる**円錐切除《えんすいせつじょ》**をするものだとばかり考えていました。円錐切除とは、子宮頸部の上皮内にとどまっているがんか、深さ5ミリ以内のがんを、薄くそぎとる治療法です。

そうでなければ、子宮を摘出する手術になると予想していました。ところが婦人科の担当医は意外なことをいったのです。

「円錐切除ができるのは、1期と1A期だけですよ。病理組織診断の結果、再発のリスクが高いとされれば、放射線療法をします。いまは放射線か、放射線と抗がん剤の併用療法をするのが、ふつうですよ」

るり子さんの病状は、がんが膀胱《ぼうこう》や直腸の粘膜にまでたっしている4A期で、放射線療法が第1選択肢となり、放射線の治療効果を大きくするために抗がん剤が使われるということでした。つまり「**同時化学放射線療法**《どうじかがくほうしゃせんりょうほう》（CCRT）」と呼ばれる治療法です。

子宮頸がんでは、まだ術前化学療法の有効性が証明されていませんので、最初から抗がん剤と放射線の併用療法がおこなわれます。

るり子さんは急に不安がこみあげてきました。放射線はこわいし、手術をしなくても確実に治るのでしょうか。若くして胃がんで亡くなった父親の姿が思い浮かびました。

シスプラチン＋放射線によるCCRT

共通の知人をつうじて、るり子さんの不安が伝えられてきたので、**CCRTがもっとも確実で、身体的負担の少ない、のちの生活で問題がおこらない治療法**だと返事しました。

扁平上皮がんには、とくに放射線がよく効きます。

一般に女性のほうに放射線をこわがる人がいるようですが、これは原発事故のせいでしょう。医療で使う放射線は、原発で使う放射線とちがいますし、安全で、からだにやさしい治療法です。だから高齢者や、からだの弱い人たちにも使われます。

だいいち放射線療法をうけているあいだは、熱さも痛みも感じないので、なにをされているかわからないでしょう。しかも、照射される時間は1～2分という短さです。

11月中旬に入院したるり子さんは、安心してＣＣＲＴをうけることになりました。すでに大きくなっているリンパ節があるので、転移の疑いがあるし、軽い腹水があるということでした。

るり子さんの治療法は、週の頭に**シスプラチン**を点滴し、これを6週間つづけます。そのあいだに放射線をからだの外側からあてる、1回に2グレイの**外照射**を、月～金で5日間つづけます。抗がん剤の**シスプラチン**は放射線と相性がよく、高い効果を発揮します。

つまり、週5回の照射で合計10グレイを照射するわけですから、予定された30回の照射では、60グレイの照射をうけることになりますが、じっさいには4週目の照射から線量が弱められるので、合計して50グレイになるという説明でした。

図表21 CCRTの投与スケジュール

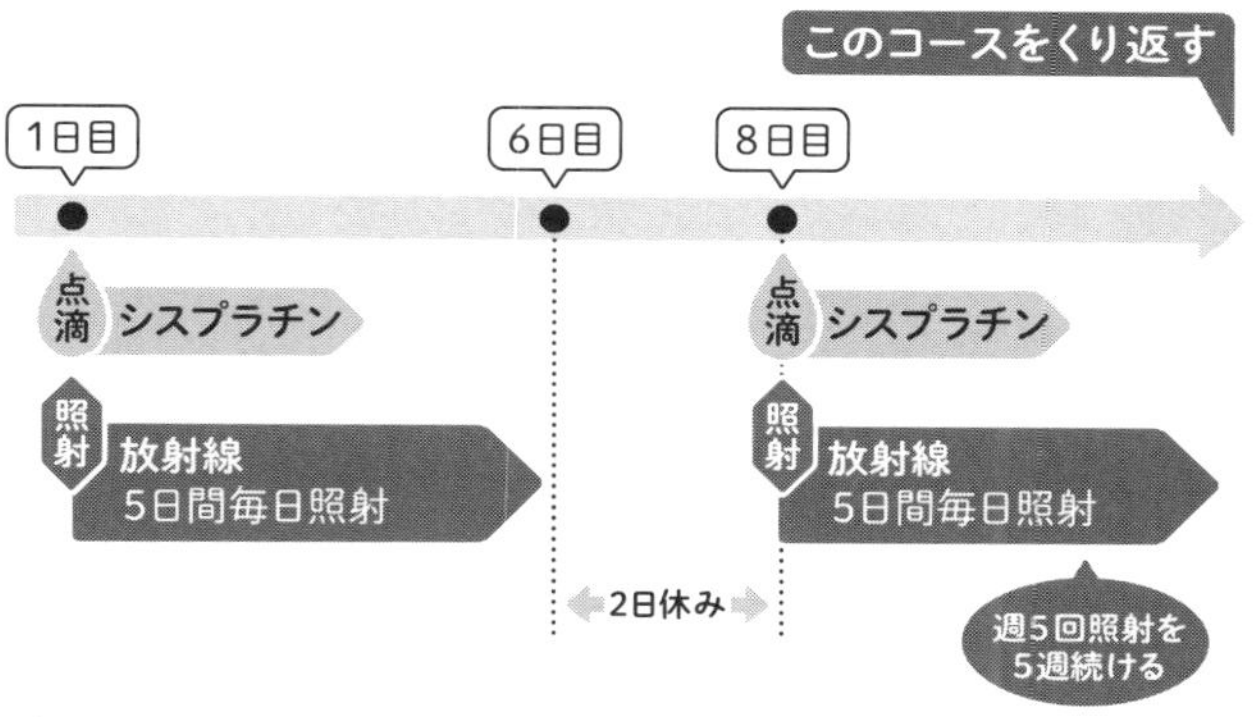

シスプラチンは（40㎎／㎡）を週に1回点滴。通常6コースおこないます。
放射線は週5回、トータルで25回照射。約6週間かかります

シスプラチンの投与では、吐き気をおさえる薬剤と利《り》尿剤《にょうざい》が同時に投与され、大量の水分と、腎臓《じんぞう》にたいする副作用を予防する薬剤も投与されます。それでも副作用として、軽いむかつき、下痢、食欲不振がありました。

食欲がなくなった彼女は、病院の食事を横目でみながら、早くよくなって、カレーやうどんや親子どんぶりを食べたいと思いました。

シスプラチンの投与では、４コース目の点滴のあと、放射線の**中央遮蔽《しゃへい》**がはじまりました。これは治療状況をみながら、膀胱《ぼうこう》や直腸に放射線が強くあたらないようにするため、中心の子宮を隠して照射する方法

でした。

RALSという小線源療法

同時に腔内《くうない》照射がはじまりました。これは**RALS《ラルス》という小線源《しょうせんげん》療法**のひとつで、膣内《ちつない》と子宮頸部《けいぶ》に**アプリケーター**という装置を挿入し、リモートコントロールの小型の機器で**「イリジウム」**という放射線をだす物質をチューブをとおして送りこみます。

小線源療法とは、名まえのとおり小さな線源《せんげん》を体内に送りこみ、からだの内側から照射する治療法のことでした。現在の日本では、舌《ぜつ》がんなどの頭頸部《どうけいぶ》のがんや、前立腺がんの治療にも非常に有効に使われています。

小線源療法のおかげで、舌を大きく切りとる手術も、尿漏《にょうも》れやEDを覚悟しなければいけない前立腺がんの全摘手術も、しなくていいようになっています。

るり子さんは、小線源療法のときも不安がこみあげてきました。

放射線療法の原理は、高い線量を照射すればするほど効果が高いということです。しかし、ほかの正常な臓器や組織に高い線量をあてれば、合併症が強くなり、あとに障害がの

図表22 子宮頸がんの腔内照射の仕組み（RALS）

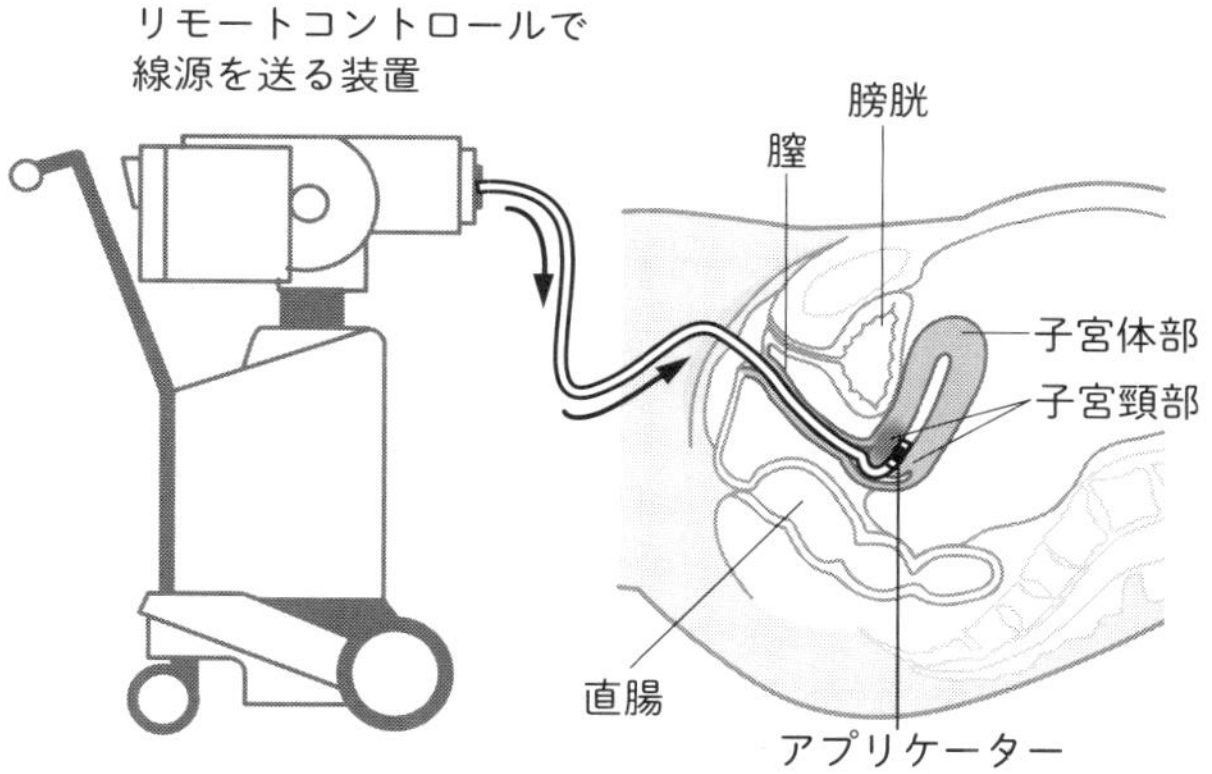

こるかもしれません。放射線療法はつねに、この問題に直面してきました。

るり子さんから再度の問いあわせがあったので、RALSは多くの子宮頸がんの女性がうけている、根治《こんち》を確実にする治療法だとメールで返事しました。治療中には痛みも苦痛もなく、なにをされているのかわからないだろうと伝えました。

彼女はそれで安心したようでした。**イリジウム**は強い線源なので、的確なコントロールが必要とされ、照射をする位置と線量は、CTやMRIを使って慎重に決定されます。腔内照射は4回の予定でした。

腔内照射の強力な威力

RALSによる1回目の照射で、アプリケーターを挿入されるとき、痛みを感じたるり子さんは、点滴の鎮静剤を使ってもらって、照射のあいだ眠っていました。この照射がおわったあと、画像診断と腫瘍マーカーを調べた医師から、

「経過はとても順調です。がんはほとんど消えている状態ですよ」

と伝えられました。

入院して治療をうけてから、もう4週間以上たっていました。ここまで耐えてきたかいがあったと思いました。そのあとも軽い吐き気、下痢、食欲不振はつづきましたが、あともう少しだと思うと、そんなにつらくはありませんでした。

4回の**腔内照射**が終了したとき、そろそろ退院のタイミングがせまっていました。4回の腔内照射で24グレイが照射されたそうですから、外照射とあわせて74グレイの照射をうけたことになります。

この線量がどれほどのものかわかりませんが、すべての治療コースが終了したあと、追

加の抗がん剤治療も必要がないそうですから、再発の不安のない安全度の高い治療法をうけたということでしょう。

暮れもおしせまった12月30日、るり子さんは47日ぶりに退院しました。正月を家ですごせると思うと、うれしさも2倍になりました。

2月1日、MRIなどの検査をうけ、

「**きれいに治っていますね**」

といわれました。あとは3カ月ごとに検診をうけることになりました。退院したあと、心配した治療の後遺症《こういしょう》はありませんでした。彼女は標準的とされるCCRTをうけたわけですが、いまとなると、うけてよかったと思われました。

るり子さんは、ある会社の営業職でした。車を運転して長距離を走ることもある日常です。彼女は生きる喜びを感じながら、仕事をつづけています。

2、骨転移がおきた進行性の前立腺がん

PSA85でおきた骨転移

横浜市の上村良太さん（60歳）は、糖尿病の既往症《きおうしょう》があったのですが、2002年に**心《しん》筋梗塞《きんこうそく》**を発症し、カテーテル検査をうけてステントを留置《りゅうち》されました。

俗に「**心カテ**」と呼ばれるカテーテル検査とは、足のつけ根や手首などの動脈から**直径2ミリの細いチューブ**（**カテーテル**）をいれ、心臓の近くまでもっていきます。そして心臓の筋肉に血液を送る**冠状動脈《かんじょうどうみゃく》**（**冠動脈**）の状態を映しだし、動脈硬化《こうか》などで狭くなっている箇所で**風船**（**バルーン**）をふくらませます。

これで狭窄《きょうさく》箇所は広がるのですが、このとき「**ステント**」**を留置**しておくことがあります。ステントとは、ステンレスなどの金属でできた、長さ20ミリのこまかいメッシュ状の筒のことで、これで動脈の狭窄は防げますが、そのあとの薬物治療が欠かせません。

ところが2017年の春、上村さんに進行性の前立腺がんが発見されました。

図表23 前立腺

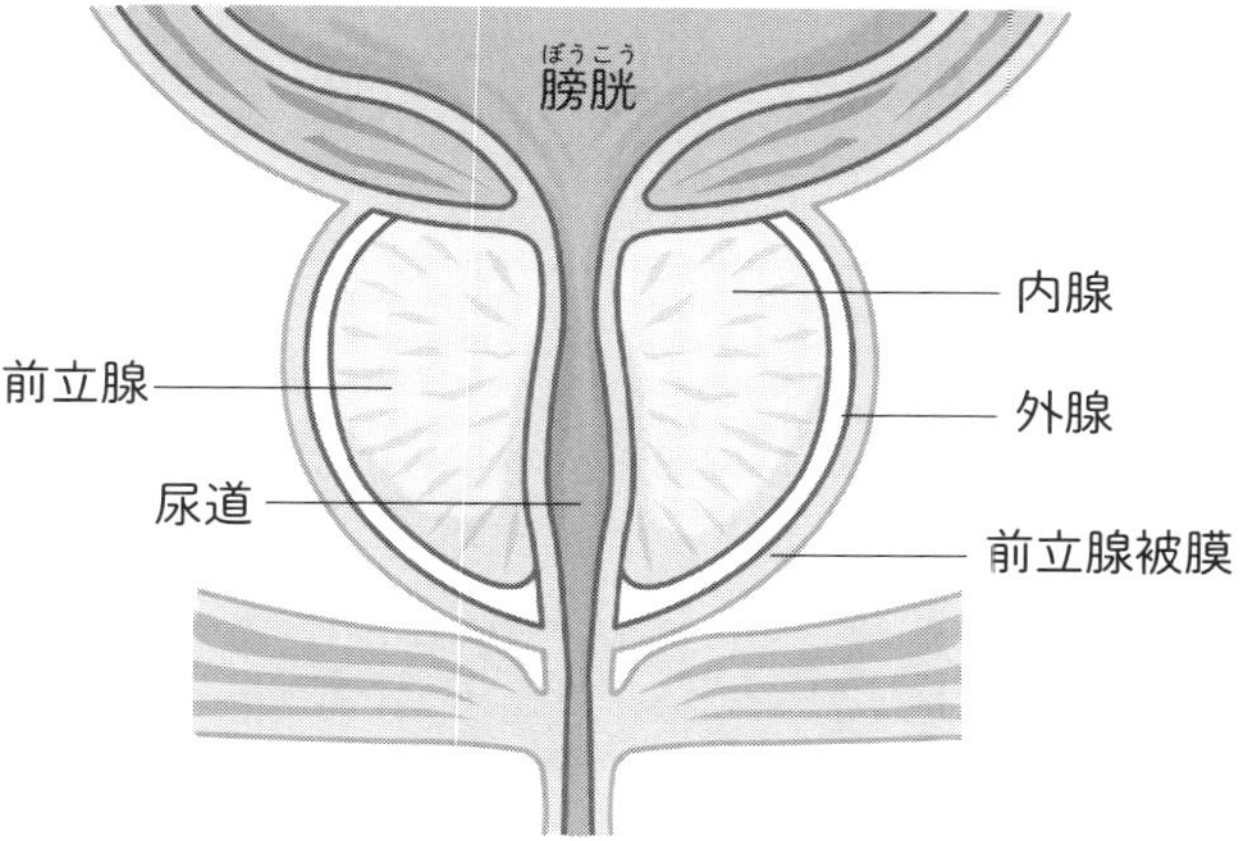

前立腺がんでは、ＰＳＡ（前立腺特異抗原）という血液で測定する腫瘍マーカーで**進行度**を測定し、肛門から挿入する**針生検銃《はりせいけんじゅう》（バイオプシーガン）を使って、前立腺から採取した細胞で「グリソンスコア（悪性度）」**を判定して、治療法を考えます。

上村さんの**ＰＳＡは85**で、**グリソンは９**でした。手術ができるのは**グリソン**の５から７までですから、もはや手術はできませんが、「**ＨＤＲ（高線量率放射線療法）」という放射線療法**で治るレベルです。前立腺がんが進行した患者のなかには、ＰＳＡが３００から４００にもなることがあるのを考えると、そんなに驚くほど高いレベルではありません。

低リスクと中間リスクの患者には、前立腺内に放射線を封入《ふうにゅう》したチタン製の小さな「シード」を60~80個埋めこむ「**小線源《しょうせんげん》療法（ブラキセラピー）**」があり、わずか2泊3日の入院で根治をめざす治療をします。「ブラキ」とは、ギリシア語で「短い」を意味し、放射線の照射距離が5ミリと短いことを示します。

ブラキセラピーとHDRという治療法

ブラキセラピーでは「**ヨード125**」という弱い放射線で、持続的にがんを照射しますが、照射距離が短いので腸などに作用しにくく、半減期が60日と短いので、ほぼ半年で問題のないレベルにさがります。

HDRというのは、ホルモン療法でがんの勢いを衰えさせてから、**外照射と腔内《くうない》照射を併用**して高い線量を照射する方法です。

ところが運悪く、上村さんの前立腺がんは被膜《ひまく》の外側にでていて、すでに骨に転移していました。前立腺がんは骨盤や脊椎《せきつい》など骨に転移しやすく、ひとたび骨転移《こってんい》がおきると、ホルモン療法と放射性薬剤で対応していくしかありません。

図表24 前立腺がんのリスク分類と治療法

	PSA	グリソンスコア	治療法
低リスク群	10.0以下	6以下	待機療法、ホルモン療法、放射線療法、外科手術
中リスク群	10.0以上～20.0以下	7	ホルモン療法、放射線療法、外科手術
高リスク群	20.0以上	8以上	ホルモン療法、放射腺療法

前立腺がんは早期に発見すれば、完全に治せる病気です。それでも現在の日本では、男性のがんで亡くなる死亡者数では、肺がん、大腸がん、胃がんほど多くありませんが、１万２０００人をこえています。

前立腺がんは遺伝性が高いので、発症《はっしょう》が低年齢化している現在、とくに家族や親族に前立腺がん患者がいる人たちは、30代後半か40代になったら、近所の病院で**ＰＳＡ検査**をうけておく必要があります。

ろれつが回らなくなる急性の言語障害と後頭部の痛み

上村さんは近所の大きな病院にいって、**リュープリン**という注射剤と、**カソデックス**という経口剤《けいこうざい》によるホルモン療法をうけ、骨転移を治療する**ランマーク**という注射剤を40日ごとにうけることになりました。

やがてPSAは18にさがり、病状は安定しているように思えました。

ところが2017年の5月末になってから、急にろれつが回らなくなる言語障害がおき、さらにひどい頭痛を感じるようになりました。夫妻は急いで、かかりつけの大きな病院の脳外科にいき、CTとMRIを撮ってもらいました。

ところがMRIの画像をみた脳外科医は、原因を特定できませんでした。そこで、上村さんは泌尿器科にまわされました。泌尿器科にいった夫妻が、前立腺がんの骨転移の影響ではないかとたずねると、

「画像では、首もとの骨が溶けています。前立腺がんの転移では骨が溶けませんので、前立腺がんの骨転移かどうか100％はわかりません」

という返事でした。がんのなかには乳がんや肺がんのように、転移した骨を溶かす性質をもつもの（**溶骨性**《ようこつせい》）と、前立腺がんのように、転移した骨に新しい骨をつくる性質をもつもの（**造骨性**《ぞうこつせい》）があります。造骨性のばあい、新しくできた骨が神経を刺激しますので、強い痛みを感じます。

医師は造骨性ではないから、前立腺がんの転移の影響ではないといったのでした。

PSAは0・1という低い数値を示しています。すでに撮ってあった全身の骨転移の状

況をみる**骨《こつ》シンチ**の画像では、頭蓋骨《とうがいこつ》の底部に転移はないように思えました。

「後頭部からこめかみの痛みは、後頭部の根っこにシコリ状のものがありますので、そのせいでしょうし、言語障害の原因もおなじでしょう。前立腺がんの進行はゆるやかだし、最近は新しい薬がドンドンでていますので、あまり心配することはないですよ」

といわれ、それでも夫妻は不安をかかえて帰宅しました。なにしろ、はっきりした原因も治療法もわからないのですから。

進展していた病状

8月末になると、上村さんは食事をするときに、**右胸に痛み**を感じるようになりました。心筋梗塞《しんきんこうそく》の後遺症《こういしょう》ではないかと考えた夫妻は、循環器と呼吸器の専門病院を受診しました。しかし検査の結果、心臓の影響ではないことがわかりました。

上村さんは近所の大きな病院の消化器内科にいって、胃カメラでみてもらって説明をうけることにしました。胃カメラの結果でも、右胸の痛みには、食道も胃も関係していないということになりました。

言語障害と頭痛と右胸の痛みが、前立腺がんの骨転移のせいでないとすると、ほかの病気を疑うしかなくなりました。消化器内科の医師は、ほかの病気の診断のほうを優先することにし、10月に脳神経のMRIを撮って、その結果で考えようと提案しました。

「今後、PSAがあがってきたら、系列のべつの病院にいって、骨転移《こつてんい》にたいする放射性物質を点滴します」

といわれたそうですが、医師は骨に転移したがん細胞の増殖をおさえる、静脈注射のゾーフィゴ（ラジウム223）の使用を考えていたのでしょう。

診断がつかない病院を頼っていてもしようがない

しかし、10月になって脳神経のMRIを撮れば、これまでわからなかった病状と治療法がわかるのでしょうか。煮えきらない診断状況を心配した夫妻の妹さんが連絡してきたのは、9月にはいってからのことでした。

「半年近くかかって診断もつかない、能力のない医師たちにかかっていてもしようがないですよ。こちらの判断にしたがいますか」

と聞くと、イチもニもなく、お願いしますという返事が返ってきました。

前立腺がんの頭蓋骨《とうがいこつ》転移以外に、これらの症状の原因はないと判断したので、東京慈恵《じけい》会《かい》医科大学の青木学・放射線科教授に診察を依頼しました。

しかし病院をかわるには、もとの病院の担当医の「**診療情報提供書**（**紹介状**）」「**検査データ**」「**画像データ**」をそろえなくてはなりません。もとの病院の担当医に、

「セカンド・オピニオンをうけたいので、データをそろえてください」

と頼むと、抵抗もなく必要な資料をそろえてくれました。

前立腺がんの頭蓋骨底部の転移だった

２０１７年9月中旬、慈恵医大にいくと、青木教授は画像をみるなり、

「**右側の頭蓋底**《とうがいてい》**の骨が、けっこうこわれていますね。右側の神経がやられていて、舌に影響しているから、ろれつが回らなかったり、頭痛がしたりするんですよ**」

と診断しました。さらに上村さんの舌をみて、つぎのようにいわれました。

「**舌がまがってしまっていますよ。骨の転移については、しっかり放射線治療をしたほうがいいですね**」

夫妻は教授に、なんとかこちらの病院で治療していただきたいと頼みこみました。

「それなら、わたしのほうで骨転移の治療をします」

という返事でした。**がんが骨に転移したばあい、放射線を照射すると治療効果があり、溶骨性のケースでも造骨性のケースでも、骨がもとに近いかたちにもどります。**

夫妻が骨の放射線治療だけでなく、前立腺がんの治療もこちらでしていただけませんかとさらにいうと、青木教授は、

「しかし、わたしが勝手にきめるわけにはいかないので、泌尿器科の三木先生に、藤野さんから承諾してもらってください」

といわれたそうです。

こちらはすぐに三木健太先生に承知してもらい、あらためて上村夫妻に青木先生と三木先生にあてて、いまの病院の担当医の紹介状をもらうように伝えました。

ところが、慈恵医大で治療をうけることにしたいから、必要な資料をそろえてくれといったところ、もとの病院の担当医は、

「**このあと、うちの病院では、あなたを2度と診察しませんからね**」

といったそうです。

半年たっても、病気の原因も治療法もわからないくせに、暴力団まがいのおどしをする

とはひどいと考え、その病院の院長と監督官庁に抗議することにしました。しかし上村夫妻がなんとか穏便にすませてくれというので、こちらは法的に争うつもりでしたが、あきらめました。

世のなかには医療現場にいながら、頭に血がのぼりやすいタイプというか、本物のバカというか、わけのわからない医師がいるものです。こんな人間に命をあずけるのは、やめたほうが利口でしょう。

新しくはじまった治療法

9月末、上村さんを診察した三木先生は、ホルモン療法に効果がでているので、つづけていこうと診断されました。

また、もとの病院で処方されていた**ワントラム**、**セレコックス**、**カロナール**という鎮痛剤は、痛みが落ちついていることから中止することになりました。とくに**セレコックス**は、糖尿病と心筋梗塞《しんきんこうそく》の既《き》往症《おうしょう》のある患者には、細い血管がつまりやすいことから非常に危険だという話でした。

先生はさらに骨シンチの画像をみて、

「右の股関節《こかんせつ》にいちばん転移していますが、股関節のあたりに痛みはないですか」

と、ふしぎそうにいわれました。その時点では痛みはありませんでしたが、骨折しやすくなっているので、注意が必要だといわれました。

最後に、放射線治療がおわってから、ホルモン療法といっしょに抗がん剤治療をして、がんをいっきにおさえこみましょうと提案されました。これは通常はしないイレギュラーな治療法だが、ホルモン療法に効果がでているタイミングで実施してみよう、という意見でした。

夫妻は三木先生のことを、明るくて信頼できる医師だと強く感じました。先生は**ゴナックス**というホルモン療法の注射剤と、ランマークという骨の破壊を抑止する注射剤を処方されました。

余談ですが、夫妻は三木先生のおじいさん夫妻が、1960（昭和35）年に、横浜でダウン症を中心とする障害者施設を立ちあげられたことを知っていました。そんなこともあって、転院できたことを、ほんとうに幸運だったと感じました。

先生のおじいさんは三木信之さんという医師で、おばあさんの芳さんは、お茶の水女子

図表25 フェイスマスク

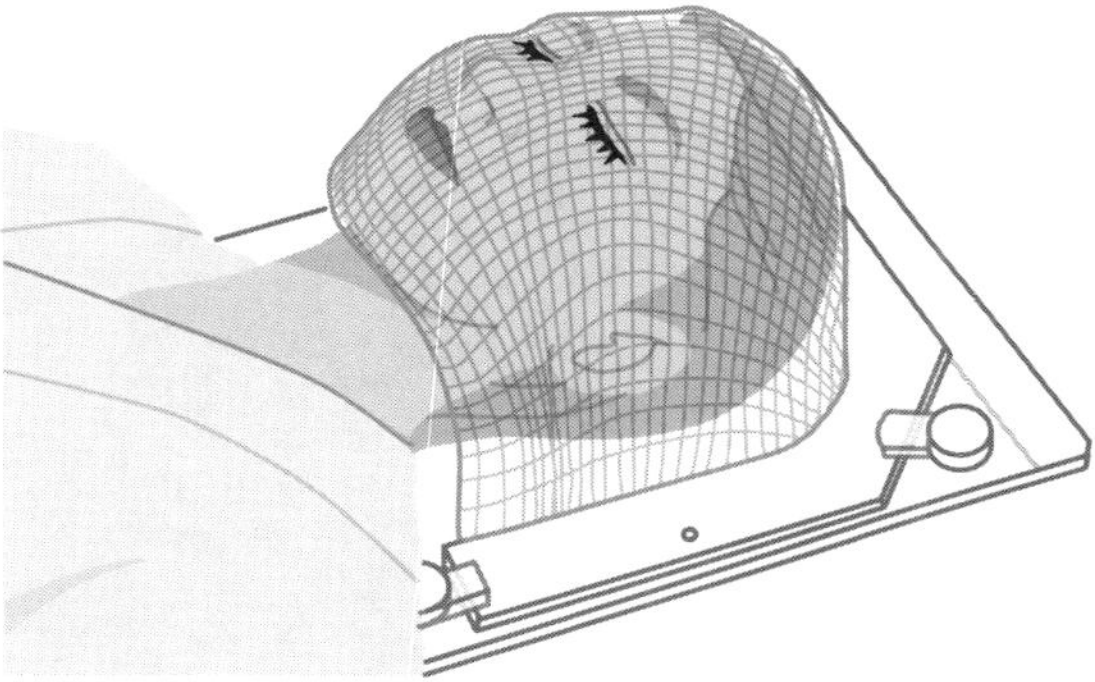

大学を卒業した数学の先生でした。先生のご両親も病院の医療とともに、経営に参加された「**白根学園**」は、現在、５００人の職員が働く大きな組織になっています。

そんなことを知っていたのが、夫妻と医師のあいだを接近させる要素になりました。

はじまった放射線治療

いよいよ放射線治療がはじまりました。前々日の昼すぎに病院にいって、**頭頸部《とうけいぶ》を照射するための「フェイスマスク」をつくることになりました。**

医療用ベッドにあおむけに寝ると、顔面をメッシュ状のサーモプラスチックでおおわれ、顔にあわせた成型がおこなわれました。

サーモプラスチックというのは、熱をくわえて手早く成型できるタイプのプラスチックのことで、これで頭頸部を固定して照射がおこなわれます。

さらに、のど、胸、腰の3カ所に、正確な照射の目安になるマークがつけられ、それからMRIの撮影がおこなわれました。

午後2時半から青木教授の診察があり、明後日から頭蓋底《とうがいてい》の照射をはじめるという説明をうけました。この照射は3週間ばかりつづき、それがすんだら、股関節《こかんせつ》の放射線治療に移るという説明でした。日常生活では、転移のある股関節にとくに注意するようにといわれて帰宅しました。

10月15日からはじまった頭蓋底の放射線療法は、月曜日から金曜日までの週に5回の連続照射ではじまりました。土曜日と日曜日は、正常細胞の回復をはかって休みになりますので、予定された16回の照射がおわるまでに3週間以上かかりました。

IMRT（**強度変調放射線療法**）で、1回に2・5グレイが照射されましたので、合計して40グレイの線量が照射されたことになります。

頭蓋底の照射の終期から、左の**腸骨《ちょうこつ》と腰椎《ようつい》の照射**がはじまりました。腸骨というのは、腰の両側にある平らな大きな骨のことです。また背骨は椎骨と呼ばれていて、人間には12個の胸椎と5個の腰椎があります。

腸骨と腰椎の照射は10回でしたが、1回に3グレイが照射されたので、合計して30グレイの線量をうけたことになりました。

合併症としては、照射の後半に、からだのだるさを少し感じましたが、そのあとも、しばらくだるさがのこった程度でした。

上村さんは、こうして差しせまった状況を切りぬけました。進行した前立腺がんで命を失う不安がなくなった現在、夫妻は心穏やかな日々を送っています。

いまはホルモン療法のほかに、カルシウムと天然型ビタミンDとマグネシウムをあわせた**デノタスチュアブル**と、排尿障害を治療する**ユリーフ**を服用しています。

第4章　遺伝子分析で遺伝子の変異を読みとる

1、化学療法のレジメンをきめる遺伝子分析

肺がんの4期だった大林宣彦監督

親しくしている作家の山中恒先生から、

「**大林監督に末期の肺がんがみつかって、余命3カ月といわれたらしい**」

という電話があったのは、2016年8月のことでした。大林監督というのは、山中先生が親交を結んでいる映画監督の大林宣彦さんのことで、最新作『花筐／HANAGATAMI』のクランクイン直前に、4期の肺がんが発見されたというのでした。

肺がんのタイプはわかりませんでしたが、いちばん多い**肺腺がん**ではないかと思われました。病院がどこかもわかりませんでしたが、その病院に有効な治療法がなければ、急いで手を打たなければならないと思いました。以前に、監督のべつの病気で治療法を提案したことがありましたので、こんども、なんとかしようと考えました。

余命3カ月の根拠はわかりませんが、いまは発見されてから、打つ手がなにもないとはとうてい思えません。頭のなかで、さまざまな対応策を検討しました。

肺がんとはどのような病気か

肺には左側に**上葉**《じょうよう》と**下葉**《かよう》という2つの区画があり、右側には**上葉**、**中葉**《ちゅうよう》、**下葉**という3つの区画があります。鼻や口から吸いこまれた空気は、**気管**をとおって、こまかく枝わかれした**気管支**にはいります。

空気は気管支の先端にある**肺胞**《はいほう》にたどりつき、肺胞で新しい酸素と、血液によって体内からもどってきた二酸化炭素を交換します。

肺がんは、気管支から肺胞にかけてできるがんのことで、血管と接する肺胞では、つね

図表26 **肺**

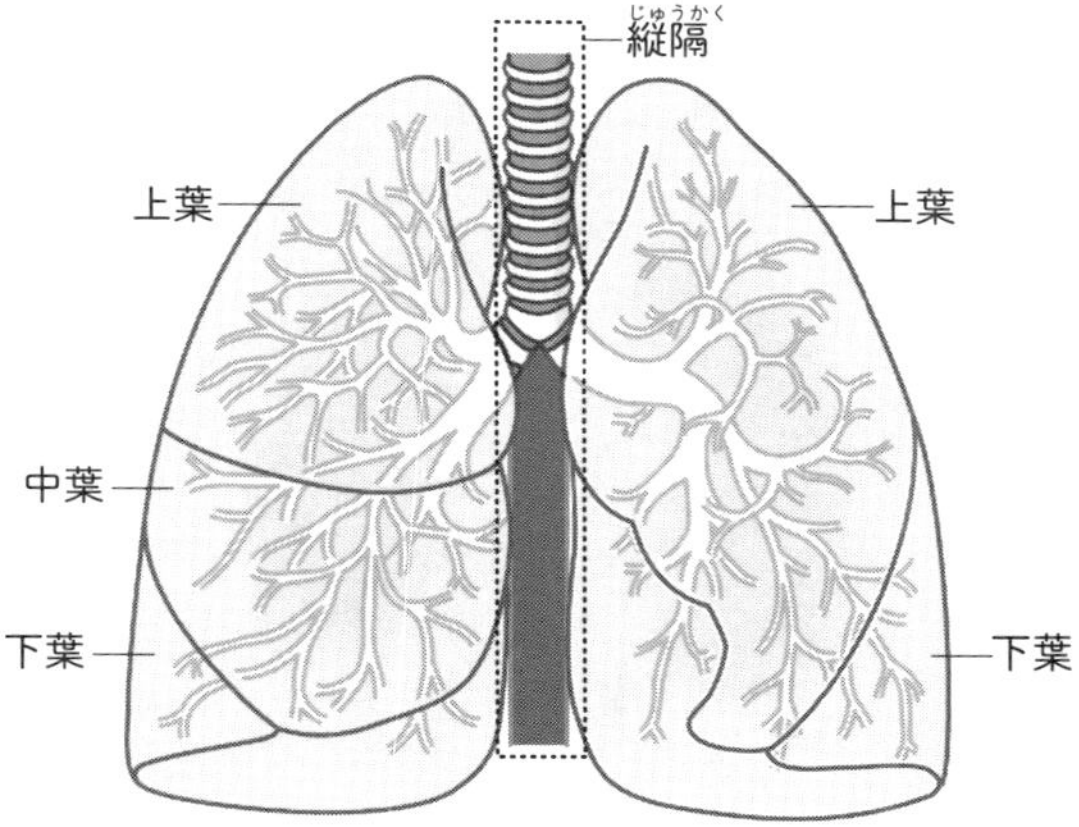

に大量の血液が循環しています。だから肺がんが少し大きくなると、血液やリンパ液によって、まわりの組織に広がりやすい性質があります。

肺がんは、ほかにも空気の通り道にそって転移したり、肺の外側をおおっている**胸膜《きょうまく》**を通りぬけて、胸のなかにちらばったりします。このため肺がんの治療は、非常にむずかしくなりがちです。

肺がんのタイプ

肺がんは細胞のタイプによって、大きく**小《しょう》細胞《さいぼう》がん**と**非小細胞がん**にわかれます。小細胞がんは肺がん全体の15％程度ですが、喫煙者と男性に多く、肺がんのなかで、いちばんタチが悪いとされています。

小細胞肺がんは分裂・増殖の速度が非常に早く、発見されたときに転移が広がっていることが少なくありません。つまり血液のがんのようで、手術ができることはほとんどありません。

これにたいして非小細胞肺がんは、**扁平上皮《へんぺいじょうひ》がん**と**非扁平上皮がん**にわかれ、非扁平上皮がんはさらに**腺がん**と**大細胞がん**にわかれます。ほかにも**腺扁平上皮がん**や**カルチノイド腫瘍**や、分類不能の肺がんがありますが、以上のように4つに分類するのは、治療をしやすくするためです。

肺がんの約25%を占める**扁平上皮がん**は、喫煙者と男性に多く、転移しにくいので、手術で治る率が高いとされています。全体の60%といちばん多い**腺がん**は、肺の奥にある気管支にできて、この25年間ふえつづけています。

腺がんが肺の奥の気管支にできる原因は、こまかい発がん性の粒子を肺の奥まではこぶ、フィルターつきのタバコが出現したせいだといわれています。タバコを吸わない女性にも腺がんがふえているのは、受動喫煙の副流煙によるとされます。

大細胞がんは約5%を占め、非小細胞肺がんのなかでは増殖の速度が速く、転移しやす

図表27 非小細胞肺がんの病期（ステージ）

0期		がんが上皮（気管支の内側）内にとどまっている
I期	A期	3センチ以下のがんが片方の肺にとどまっている
	B期	3〜5センチのがんが片方の肺にとどまっている
		3センチ以下のがんが胸膜に達している
II期	A期	5センチ以下のがんが、片方の肺門部のリンパ節に転移している
		5〜7センチのがんが片方の肺にとどまっており、リンパ節転移がない
	B期	5〜7センチのがんが片方の肺門部の、リンパ節に転移している
		がんが7センチ以上になるか、おなじ肺葉のなかの離れたところ・胸壁・横隔膜などに広がっているが、リンパ節転移はない
III期	A期	片方の縦隔や気管分岐部のリンパ節に転移している
		がんが胸壁・横隔膜・縦隔・おなじ肺葉や肺に広がり、おなじ側の肺門部のリンパ節にも転移している
		肺葉をでて片方の肺に広がるか、縦隔の太い血管・食道・背骨などに広がっているが、リンパ節転移はない
	B期	反対側の肺門部や縦隔のリンパ節、鎖骨の上のリンパ節に転移がある
		がんがおなじ側の肺・縦隔の太い血管・食道・背骨などに広がり、おなじ側の縦隔や気管分岐部のリンパ節に転移している
IV期		反対側の肺や遠隔臓器に転移している。胸や心臓のまわりに水がたまっている

小細胞肺がんの病期（ステージ）

早期限局型	リンパ節に転移のない限局型。まれである
限局型	がんが片側の肺・おなじ側の肺門部のリンパ節・縦隔リンパ節・鎖骨の上のリンパ節にとどまっている
進展型	ほかの臓器や反対側の肺門部のリンパ節に転移している

いといわれます。

薬がすごく効いたらしい

しばらくたってから、また山中恒先生から、

「監督の病状がもちなおしたそうだ。薬がすごく効いたらしい」

という連絡がありました。


薬が効いたというのなら、やっぱり腺がんだったらしいと思いましたが、2017年11月号の「文藝春秋」に、監督自身の「『余命3カ月』から我、生還せり」という手記が掲載されたので、ようやく経緯《けいい》がわかりました。


手記によれば、2016年8月、東京のかかりつけの三田病院で、

「骨の数値に異常が見られます」

といわれたそうですから、ALP(アルカリホスファターゼ)の数値が高かったのでしょう。ALPが高ければ、肝臓か骨か腸に異常があると疑われるのですが、三田病院の佐藤敦久先生はがんの骨転移を疑われたものと思われます。


監督が撮影にいった唐津市の唐津赤十字病院で検査をうけてみたら、はたしてがんの転

移でしょうといわれました。そこで調べをすすめたところ、肺がんの４期であることがわかりました。担当の梅口仁美先生の診断は、余命半年でした。

それでも『花筐』の撮影をはじめ、２日間の徹夜の仕事をして病院にいったら、梅口先生に余命３カ月です、といわれました。

「**たった２日で、３カ月減るの？**」

と聞くと、がんは倍々ゲームで進行する、これからどんどん加速するから、ほうっておいたら、あと数日になる、という返事だったそうです。

梅口先生は東京の帝京大学病院の関順彦先生に、採取した組織を調べてもらったので、**イレッサ**が効くことがわかりました。**イレッサ**は手術できない非小細胞がんや、転移・再発した非小細胞がんに使用される分子《ぶんし》標的薬《ひょうてきやく》です。

毎日１回、２５０mgの錠剤を１錠飲めばいいので、監督は病院で泊まりながら撮影をつづけました。

「**それは奇跡のような出来事でした**」

と監督は書かれています。大きな副作用もなく、余命３カ月のピンチを切りぬけることができたからでした。

3カ月という余命宣告から8カ月もたった2017年3月、骨転移《こってんい》がほとんどなくなっていたのに、脳に多発転移《たはってんい》がおきている可能性が生じました。そこで、10日間のX線照射をうけました。

分子標的薬は一般に1年ばかりで効力を失います。それでもがんによっては、そのあとバックアップする薬剤が何種類もできていますが、監督は80歳という高齢です。いつかは体力的に抗がん剤治療に適応できなくなるか、副作用がでてくるかもしれません。

しかし現在のがん医療の進展をみていると、そんな先のことを心配している意味はないように思えます。じっさい半年先には、なにがおこるかわからないのです。

細胞の変異に着目する治療法

ところで、分子標的薬の**イレッサ**とは、どんな薬でしょうか。

イギリスの大手製薬会社アストラゼネカがつくった**イレッサ**を、日本が世界に先がけて導入したのは2002年のことでした。この薬は日本人の肺がんの80％に効果があり、しかも副作用がないということで、「夢の新薬」ともてはやされました。

ところが乱用された結果、**間質性肺炎**《かんしつせいはいえん》や**急性肺障害**がおきて死亡例があいつぎました。

間質性肺炎は肺胞《はいほう》の壁に炎症や障害がおきて、酸素がとりこめなくなる症状で、急性肺障害は重症の患者に呼吸不全をひきおこす症例です。

そこで綿密なチェックがおこなわれるようになり、**女性患者**、**肺腺がんの患者**、**非喫煙者**、**東洋人**、**ＥＧＦＲ（上皮成長因子受容体）に変異がある患者**に効果があることがわかりました。喫煙者や間質性肺炎の罹患者《りかんしゃ》や体力のない患者に投与すると、強い副作用があることがわかってきたのです。

ＥＧＦＲとは細胞の表面にたくさんあるタンパク質のことで、がんが増殖するときのスイッチの役割をします。**ＥＧＦＲ**を構成する遺伝子の一部の**チロシンキナーゼ**に変異があると、スイッチがつねに「オン」になって、がんは無限に増殖します。

この**チロシンキナーゼ**を働かなくする分子標的薬はいくつもありますが、**イレッサ**はそのひとつです。大林監督の病気に**イレッサ**が効いたのは、**ＥＧＦＲ**に変異があったからでした。

イレッサは２０１１年に、使うまえに**遺伝子検査**を義務づけられるようになり、特定の遺伝子変異がある患者にかぎって使えるようになりました。それと同時に、保険が適用されました。

遺伝子変異のタイプによって薬を使いわける

現在ではこのように、遺伝子変異のタイプによって分子標的薬が使いわけられます。がんの治療で「**レジメン**」というのは、**使用する薬の種類、薬の使用量、使用期間、投与の手順**などを示す計画書のことです。

たとえば、肺がんでEGFRに変異のある患者には、**イレッサ**とおなじタイプの**タルセバ、ジオトリフ、タグリッソ**が処方されます。

肺がんでは、**変異型EGFR**についで罹患数《りかんすう》が多いALK《アルク》**融合遺伝子陽性**の患者では、**アレセンサ、ザーコリ、ジカディア**が処方されます。これらは非小細胞肺がんで、手術できない進行・再発した患者にも使われる薬剤です。

すでに説明したように、分子標的薬は1年前後で効力を失います。ある遺伝子変異をもつ患者に、おなじ分子標的薬を使いつづけていると、新しい遺伝子変異がくわわって、薬が効かなくなる「**耐性**《たいせい》」がおきると考えられています。そこで、追加の遺伝子異常を阻害する分子標的薬が、つぎつぎと開発されてきました。

ALK融合遺伝子陽性の非小細胞肺がんは、「**予後**《よご》（**患者の治療後の状態**）」の悪い疾患の代表例で、以前の５年生存率は５％にもたっしませんでした。それが右の３種の薬剤が出現したおかげで、５年生存率は数十％にまで改善されています。

いまでは、どの分子標的薬をどんな順番で使えば効果が高いかを、調べる研究が進行しています。

２、がん医療にどうしてＤＮＡや遺伝子が関係するのか

ＤＮＡと遺伝子のしくみ

このところ「**遺伝子異常**」とか「**がんのゲノム医療**」という表現が、ひんぱんに使われるようになりました。「まえがき」でも説明したように、ゲノムと遺伝子を中心とする医療の方向は、今後、ますます推進されていくでしょう。

人間のからだは37兆個の細胞でできています。かつては60兆個とされていましたが、根拠が薄いということで、イタリアのボローニャ大学のエヴァ・ビアンコーニらが２０１３

年11月に発表した論文をもとに、37兆２０００億個とされました。

この37兆個の細胞のなかにも、筋肉の細胞や神経の細胞のような、いろいろな種類の細胞があり、**約２７０種類の細胞があるとされています。**

このように種類がちがっても、人間のそれぞれの細胞のなかには、中心になる細胞核があり、**核のなかには23の対《つい》になった46本の染色体《せんしょくたい》がふくまれています。**染色体はすべての細胞に共通する遺伝情報をふくんでおり、ここでは**ゲノムとは染色体のこと**だとしておきましょう。

染色体のかたちと数は、生物の種によって一定しています。ゲノムとは、その生物のすべての基本的な遺伝情報を意味します。

染色体にはまた、**ＤＮＡという化学物質**がふくまれています。ＤＮＡは自分で増殖しますが、生命体ではありません。ＤＮＡはＡ（アデニン）、Ｔ（チミン）、Ｇ（グアニン）、Ｃ（シトシン）という4つの塩基《えんき》の組みあわせでできています。

人間のからだでは、ＤＮＡの情報をもとに細胞、組織、臓器などがつくられます。だから、ＤＮＡは「からだの設計図」ともいわれます。

ＤＮＡはからだをつくるだけではありません。**子孫に伝わる特徴**（遺伝形質）もまた、

ＤＮＡの情報をもとにうけつがれます。ＤＮＡは生物の遺伝情報を維持し、伝達する役割をになっています。

しかし、ＤＮＡは遺伝子ではありません。ＤＮＡには遺伝子以外の部分もふくまれていて、**ＤＮＡのなかで、タンパク質をつくる部分が遺伝子**です。

約2万3０００個あるとされる遺伝子は、20**種類のアミノ酸**を使って、からだを構成するタンパク質をつくりだします。具体的には、３**つの塩基が１組になって、ひとつのアミノ酸を構成します。**

いいかえれば**遺伝子はＤＮＡのなかで、からだをつくったり、組織を働かせたりする情報をになっています。**

遺伝子分析はなにをするか

親からうけつぐ人間の**ＤＮＡの32億個という塩基の配列**（ゲノム配列）では、99・９％がすべての人間で共通だとされています。つまり人それぞれに、わずか０・１％のちがいがあるだけです。その０・１％のちがいが、個人の個性や特徴をつくりだすと考えられています。

０・１％のちがいはまた、その人がかかりやすい病気にも関係します。しかし**塩基配列**

のちがい（**変異**）によって、かならずその病気にかかるわけではありません。人間が病気になるのは、**遺伝因子と環境因子**（**生活習慣**）によっているからです。

たとえば**肺がん**では、遺伝因子は14％で、環境因子は86％だとされています。比較的遺伝因子の比率の高い大腸がんでは、35％が遺伝因子で、環境因子は65％とされます。遺伝因子が28％で、環境因子が72％という**胃がん**をみても、いかに生活習慣と環境が病気に大きくかかわっているかわかります。

現在の遺伝子分析は、個人の**DNAの塩基配列のただ1カ所のちがい**を読みとろうとする方法です。このちがいは**スニップ**（**SNP**）と呼ばれます。

遺伝子分析は**スニップの情報をもとに**、子孫にひきつがれる特徴（遺伝形質）や、体質などの遺伝的傾向や、どんな病気にかかりやすいかを読みとり、治療法を決定しようとします。こうして決定される治療法を「**オーダーメイド医療**」と呼んでいます。

DNAの変異には、1カ所の塩基配列がちがう**スニップ**のほかに、2個以上の遺伝子がひとつの形質に影響する**ポリジーン遺伝**（**多因子遺伝**）や、生まれたあとに変異がおきてがんなどにかかりやすくする**後天的な変異**（**エピジェネティックス**）もあります。

ただ1カ所の塩基配列がちがう**スニップだけでも、ひとりの人間に75万カ所もある**といわれます。遺伝子分析ではスニップを解析し、がん、糖尿病、脳梗塞《のうこうそく》などにかかりやすいかどうかを調べます。かかりやすい病気を調べるには、**最大で150項目**を調査しなければなりません。

同時に肥満体質かどうか、85歳以上まで生きられるかどうかというような調査もおこなわれますが、この体質調査の対象は**130項目**にもおよびます。

遺伝的な遺伝子変異はいつごろ発生したか

すでに説明したように、がんをはじめとする病気の原因となる遺伝子の塩基配列の変異には、先祖代々伝えられる**遺伝的・家系的な変異**と、個人の生活習慣や環境の影響で発生する**後天的な変異**があります。

遺伝性をもつがんとしては、**大腸がん**、**膵臓《すいぞう》がん**、**乳がん**、**子宮がん**、**卵巣がん**、**前立腺がん**、**皮膚《ひふ》がん**などが知られています。

それでは人間の遺伝的な遺伝子変異は、いつごろ発生したのでしょうか。

世界的な影響力をもつアメリカ・アリゾナ州立大学の**理論物理学者ポール・デイビーズ教授**は、「宇宙はどのようにしてはじまったか」とか、「生命はどのようにして誕生したか」というような問題について考えてきました。

かれの考えは「がんとはどういうものか」と、「がんはどうして存在するのか」という方向にもむかいました。**アメリカの国立がん研究所**（ＮＣＩ）はかれの理論に関心を示し、２００９年から研究費の助成の対象にしてきました。

地球ができたのは46億年まえとされますが、40億年まえの地球には、もう生命が誕生したと考えられています。40億年まえの酸素がない環境で生まれたのは、細胞が一個しかない単細胞生物でした。ポール・デイビーズは**がん細胞が原始的な単細胞生物に似ている**といっています。

単細胞生物も細胞分裂で増殖しましたが、**アポトーシス**（**自然死**）する仕組みをもたないで、無限に分裂・増殖したと思われます。

ここでがん細胞について考えてみましょう。がん細胞は増殖に酸素を必要としない「**嫌**《けん》**気性**《きせい》」で、自然死する仕組みをもたずに、どれだけでも分裂・増殖します。こうした性質からみて、がん細胞は原始的な単細胞生物に似ています。

単細胞生物はやがて多細胞生物に変化しましたが、そこでなにがおきたのでしょうか。日本版「ニューズウィーク」誌の２０１７年８月８日号によれば、２０１４年にドイツのキール大学の**進化生物学者トーマス・ボッシュ教授の研究チーム**は、単細胞生物から多細胞生物に進化した初期の生物の１種**ヒドラ**に、すでにがんがあることを発見しました。

つまり、がんは多細胞生物が発生したときから、宿命的につきまとっていたらしいというのです。初期の多細胞生物にがんが発生していたということは、すでに遺伝子変異がおきていたということの証明以外のなにものでもないでしょう。

ポール・デイビーズたちは、多細胞生物が誕生したのは、酸素の少なかった10億年から15億年まえだと考えています。かれらはがん細胞が進化のプロセスを逆行するのではないかと推測しています。

がん細胞は正常細胞とちがって、糖をすばやくエネルギーにかえ、乳酸《にゅうさん》をつくりだします。乳酸は生物が酸素のない環境で「**代謝**《たいしゃ》」するときに、発生させる物質だそうです。代謝とは生物が外部からとりいれた栄養素を、エネルギーにかえて消費する化学反応を意味します。

がん細胞は10億年以上ものあいだ、このようにして、外界の変化や攻撃にたえてきたのでしょう。だから打たれ強く、新しい薬剤の攻撃もたくみに回避するらしいのです。

ポール・デイビーズはがん細胞を撲滅《ぼくめつ》する必要はなく、性質を理解してコントロールすればいいといっています。投与する薬剤の量をへらし、がん細胞が耐性を獲得するのをさまたげれば、全身に広がるのを防げるのではないかというのです。

この主張は現在のがん医療の流れに反しますが、巨額の研究開発費を必要とする医薬品業界にたいして、発想を転換するきっかけになるかもしれません。要はがん細胞があっても、人間が死ななければいいのです。

3、後天的な遺伝子変異はどのようにして発生するか

後天的な遺伝子変異の発生

それでは、後天的な変異はどのようにして発生するのでしょうか。現在では**後天的な遺伝子変異のほうが遺伝的な遺伝子変異より、ずっと発がんの原因になっている**と考えられ

ています。

すでに説明したように、がんの発生については、遺伝因子より環境因子（生活習慣）のほうが、ずっと高い比率を占めることがわかっています。

これまでにわかった範囲では、後天的な遺伝子変異には、（1）**化学的な要因、**（2）**物理的要因、**（3）**生物学的要因**がかかわります。

これら3つの要因のどれかがかかわって、細胞に傷がつく突然変異が重なると、がんの原因になります。細胞の傷が長い時間がかかって2個から10個前後にふえると、がん化の動きがはじまると考えられています。

細胞に傷をつける変異の原因になるのは、**右の3つの要因と、エピジェネティックス**と**いう要因**がありますが、エピジェネティックスには、このあとでふれることにします。

人間のからだには、**がん化をすすめるアクセル役のがん遺伝子**と、**がん細胞の増殖をおさえようとするブレーキ役のがん抑制遺伝子**があります。がん細胞が増殖して、異常な細胞のかたまりになるには、アクセル役のがん遺伝子が勢いづいてとまらなくなるか、ブレーキ役のがん抑制遺伝子が不活性化して、抑制がきかなくなるときです。

傷によって1個の細胞の遺伝子がふえすぎると、**myc**《ミック》**というがん遺伝子**がはてしない増殖をひきおこします。また細胞の特定の箇所に傷がつくと、**ras**《ラス》**という**がん**遺伝子**が、さいげんのない増殖をひきおこします。

抗がん剤は、これらのアクセル役のがん遺伝子を標的にします。

これにたいして、ブレーキ役の**がん抑制遺伝子には、p53遺伝子、MLH1遺伝子、RB遺伝子**などがあります。p53は変異した細胞を自死させ、MLH1は細胞の変異を修復し、RBは変異の増殖を抑制します。

遺伝子変異の化学的要因

遺伝子変異の化学的な要因としては、**アスベスト**（石綿）が知られています。いちじ建築材料として多用されたアスベストは、**肺がん、肺繊維腫**《はいせんいしゅ》ばかりか、有効な治療法のない**悪性中皮腫**《あくせいちゅうひしゅ》の原因になりました。

ピーナツなどに生える**カビの一種のアフラトキシン**も、強い発がん性をもっています。1960年にイギリスで、アフラトキシンのせいで10万羽以上のシチメンチョウが死んだことが、最初の警鐘になりました。アフラトキシンは**肝臓がん**の原因になります。

タバコには200種以上の有害物質がふくまれていて、そのうちの50種以上が発がん性

をおびています。タバコは**ダイオキシン、ヒ素、カドミウム**のようなもっとも危険なグループに分類されているほどです。

タバコは**肺がん**だけでなく、数多くのがんに関係し、**腎臓《じんぞう》がん**や**膀胱《ぼうこう》がん**などの原因になることもわかっています。１９７８年には、日本人の成人男性の喫煙率は75％という高率でした。それが現在では、30％以下になっています。

ここには「禁煙運動」や「嫌煙《けんえん》権運動」の関係者の努力とともに、一般市民の健康にたいする意識の変化が反映されているのでしょう。

現代の生活は、このほか**大気汚染、土や水の汚染、排気ガス、食品添加物、化学合成医薬品**のような有害物質にとりかこまれています。

Ｆ１野菜の危険性

意外に思われるかもしれませんが、無視できないのは**農作物**です。現在の農作物のほとんどは、**タネをつくらないＦ１品種**（**ハイブリッド、一代雑種**）になっています。だから農家は毎年、種苗会社からタネを買わなければなりません。

Ｆ１は遺伝子組み換え技術や、花粉をつけないようにするバイオテクノロジーなどでつくりだされ、生育が早いこと、収穫量が安定していること、病虫害に強いことなどで急速に広がりました。タネに放射線を照射して、Ｆ１をつくりだすこともあります。

Ｆ１は化学肥料をやればやるほど早く生長します。**化学肥料は窒素、リン酸、カリウムなどでできていますが、農作物が吸収した窒素やリン酸が人間の体内に吸収されると、フリーラジカルを生成します。**フリーラジカルの代表に**活性酸素**《かっせいさんそ》があります。

すべての物質は原子でできていますが、ある原子や分子から電子が1個なくなると、その状態を「**酸化した**」と表現します。フリーラジカルは電子を失って酸化しているので、ぶつかった相手から電子をうばいとり、相手を酸化する強い力をもっています。

フリーラジカルはＤＮＡを傷つけ、がん、心筋梗塞《しんきんこうそく》**、脳血管の病気、老化などの原因になります。**人間のからだはフリーラジカルを排出したり、ＤＮＡの損傷を修復したりする酵素や物質をもっていますが、発生しすぎると処理しきれなくなるかもしれません。

いまの時代には、野菜を食べていれば健康にいいとは、単純にいいきれないのです。

遺伝子変異の物理的要因

また遺伝子変異の物理的要因の代表としては、自然界の**紫外線**と**放射線**があります。

図表28 放射線の分類

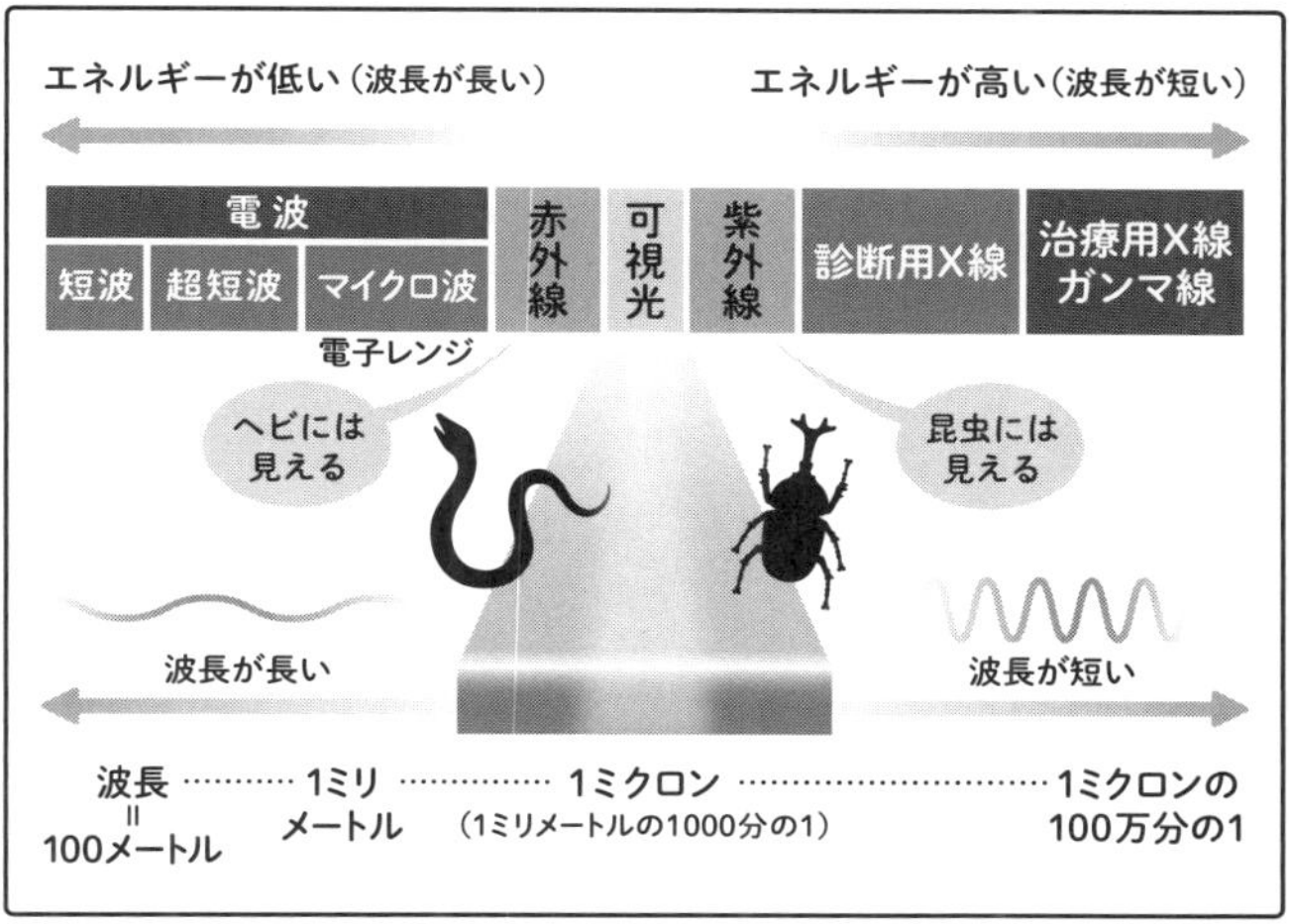

紫外線とは太陽光線のなかで、波長が短くてエネルギーの強い光のことで、皮膚《ひふ》や目の害になり、長い時間浴びると細胞を傷つけます。

放射線のほうは高い運動エネルギーをもち、空間を飛びまわっている**素粒子《そりゅうし》という小さな粒《つぶ》**だといえるでしょう。性質は**電《でん》磁《じ》波《は》**で、光の仲間です。医療に使われる**X線**や**がんマ線**は波長の短い電磁波ですが、通常は人体に問題になるほどの被害をあたえません。

われわれは温泉につかれば健康にいいと思っていますが、温泉のお湯には**ラジウム**のような放射性元素がふくまれています。

このように、からだの外側からうける放

射線は、通常は健康上の問題になることはありません。問題になるのは、原発事故などで体内にとりこまれた放射性物質で、この状態は「**内部被ばく**」と呼ばれます。

原発事故の大きな危険性

地球上で大気中の核実験がおこなわれたのは、1945年のことでした。それ以後の半世紀にわたって、**各国で2379回の核実験がおこなわれ、うち502回が大気中の実験**でした。このため地球は、プルトニウムのような放射性物質でおおわれました。

プルトニウムは偏西風にのって広がったので、とくに中国、ロシア、日本で**肺がん患者**がふえました。大気中のプルトニウムがピークになったのは、1962年から72年にかけてのことで、ちなみに1970年には、日本の肺がんの死者は年間1万人でした。

ところが1980年になると2万人をこえ、1989年には5万人をこえました。内部被ばくの被害は、時間をかけてゆっくりとあらわれます。**1980年から2002年までの約20年間に、日本の肺がんの死者は85万人になりました。**

スペインやフランスでも、肺がんの死者はふえつづけました。2003年、**ヨーロッパの科学者グループECRR**（欧州放射線防護委員会）は、第2次大戦以後（1945年以後）、

放射線被ばくで命をうばわれた人数を、６５００万人と推算しました。

１９８６年4月、**ウクライナのチェルノブイリでおきた原子力発電所の事故**では、運転員や消防士など、あわせて33人が亡くなりました。周辺に住んでいた16万人が移住させられましたが、そのあと**がんや白血病**で多くの人が亡くなっています。とくにふえたのは、**子どもの甲状腺がん**でした。

ウクライナ国立科学アカデミーは、チェルノブイリ周辺の住民の平均寿命が75歳から65歳にさがったと発表しました。とくに高齢者の死亡率が高くなっているそうです。

福島県の原発事故でも長期的にみて、人体にどのような影響がでるかを、だれも正確に予測することができません。放射線の専門家のなかには、原子力発電所のふきんの住民たちに、がんがふえている兆候があるという人たちもいます。

遺伝子変異の生物学的因子

遺伝子変異の生物学的因子というのは、まず**慢性肝炎、肝硬変《かんこうへん》、肝臓がんの原因になるB型ウイルスやC型ウイルス**のことです。

また子宮頸《けい》がんの原因になることがはっきりした、**ヒトパピローマウイルス**（ＨＰＶ）

のことで、これには**サーバリックス**と**ガーダシル**というワクチンがあります。しかし、2種類のワクチンのうちの1種しか選ぶことができません。

どちらも10歳以上を対象とし、**サーバリックス**は1回目の接種の1カ月後に2回目の接種をうけ、さらに5カ月後に3回目の接種をうけることになっています。

ガーダシルのほうは、1回目の接種の2カ月後に2回目の接種をうければいいのですが、どちらのHPVワクチンでも接種後に重い副作用がおきたので、全員に強制することができなくなっています。

ピロリ菌（ヘリコバクター・ピロリ）は、人間の胃のなかに生息する菌で、慢性胃炎、胃《い》潰瘍《かいよう》、十二指腸潰瘍のほか、**胃がんの原因になる**といわれます。しかしピロリ菌がいると、かならず胃がんになるわけではなく、胃炎のような症状がまったくでない人たちも少なくありません。

1982年に、オーストラリアの消化器専門の若い医師マーシャルがピロリ菌を発見したとき、多くの人は信じられない思いをしました。強い酸を分泌する胃のなかで、生息できる菌がいるとは思えなかったからでした。

ピロリ菌は**ウレアーゼという酵素**を使って、自分のまわりにアルカリ性のアンモニアをつくりだし、胃酸を中和しながら生きています。このアンモニアが胃の粘膜に障害をおこすようです。

ピロリ菌に感染するルートは、母親から子どもへの家庭内感染だといわれました。しかし若い人たちの感染率が20％と低く、50歳以上になると70～80％になるので、感染ルートはなぞにつつまれています。

ピロリ菌がいるかどうかを調べる検査には、**内視鏡検査**と**尿素呼気試験**《にょうそこき》があります。**内視鏡検査**には、ウレアーゼがだすアンモニアの量を調べる方法と、胃の粘膜《ねんまく》をとって染色するか培養するかして、顕微鏡で調べる方法があります。

尿素呼気試験では患者に検査薬を飲ませ、その服用前と服用後の呼気を検査用の袋にとって測定します。この検査は手っとり早くて確実だとされ、どちらの方法にも保険が適用されています。

ピロリ菌を除菌するには、**1種類の制酸剤と2種類の抗生物質（アモキシシリンとクラリスロマイシン）**の1日2回の服用を1週間つづけ、4週間後に効果を確認する検査をうけます。

それでも除菌できなかったら、こんどは**クラリスロマイシンをメトロニダゾールにかえて、**おなじように1週間服用し、4週間以上たってから確認の検査をうけます。ピロリ菌の除菌にも保険が適用されています。

北海道医療大学は2016年から「**喫煙者ゼロプロジェクト**」を実施してきたことで知られています。こんどは2018年4月から「**胃がん予防プロジェクト**」として、約800人の新入生にピロリ菌の有無を調べる検査をはじめました。

ひとり1000円の検査料と、ピロリ菌がいたときの5000円から6000円の除菌治療費などを大学が負担しています。ピロリ菌の研究者の浅香正博・学長は、

「学生が将来、日本人に多い肺と胃のがんで命を落とす可能性を限りなくゼロに近づけたい」

と発言したと、北海道新聞は伝えました。

横浜市立大学医学部も2018年4月から、神奈川県と協力して「**神奈川県の若年者におけるヘリコバクターピロリ感染症対策のモデル事業**」を、須江聡一郎先生の発案で実施することになったと発表しました。

最後に生物学的要因といえるのは、**慢性的な身体的・精神的ストレス**です。強いストレスがつづくと遺伝子に傷がつき、変異がおこりやすくなります。

4、発がんの最大の原因はDNAの複製エラーか

多細胞生物をささえる3種の細胞

多細胞生物の細胞には3種のものがあります。というより3種の細胞がささえあっているので、多細胞生物は生きつづけ、かたちを維持することができるのです。

われわれのからだをつくっているのは、受精卵から分化した**分化細胞**です。受精卵は胚《はい》細胞になり、**胚細胞は筋《きん》細胞、神経細胞、上皮細胞に分化**して、からだのさまざまな組織や器官をつくりだします。

しかし、分化細胞は自分で分化することはできません。もっぱら**TA細胞が分化細胞の**

まわりをまわって、さかんに細胞分裂をひきおこします。TA細胞は、いわば幹《かん》細胞からワンステップ分化した細胞で、分化細胞のまわりをめぐって、さかんに分裂します。しかし、TA細胞が分裂する回数には限度があります。

細胞分裂のもとになるのは、**幹細胞**です。幹細胞は自分で増殖し、分化する能力を半永久的にもち、ときには自分で増殖したり、ときには**TA細胞**をつくりだしたります。幹細胞の増殖のペースは非常にゆるやかです。

がん細胞にも正常細胞とおなじく、増殖のペースのゆるやかな幹細胞があります。がんの幹細胞は増殖のペースがゆるやかなので、化学療法が効きにくいのです。

タンパク質をつくるのは3つのRNA

DNAはタンパク質を合成する設計図で、2本のクサリがよじれた「**らせん構造**」をもっています。そこでは、すでに説明したA、T、G、Cという4つの塩基のなかの3種類が**組みあわされて、タンパク質をつくる単位の「コドン」を形成します。**

人間ではコドンは64種類あり、これらが20種のアミノ酸から1万種以上のタンパク質をつくりだします。

細胞のなかにはＤＮＡのほかに、１本の短いクサリでできた**ＲＮＡ**があり、じっさいにタンパク質をつくるのは、この**ＲＮＡ**です。

話が少し面倒になりますが、ＤＮＡのタンパク質をつくる情報を読みとる（コピーする）のは**メッセンジャーＲＮＡ**で、この情報は**トランスファーＲＮＡ**に伝えられます。**トランスファーＲＮＡ**は必要なアミノ酸を集める役割をし、集まったアミノ酸は、**リボソームＲＮＡ**のなかで合成されます。

タンパク質はこのように、３つのＲＮＡの働きでつくられます。

ＤＮＡはどのようにして複製されるか

細胞はある大きさになると、成長をとめるか分裂します。分裂するときは2個になり、古いほうの細胞は新しい細胞にいれかわります。だから細胞が増殖しても、細胞全体の数がかわるわけではありません。

人間の細胞は一生のうちに、50〜60回分裂します。なかには**皮膚の上《じょう》皮《ひ》細胞**や**腸の上皮細胞**や**口のなかの細胞**のように、生涯にわたって分裂しつづける細胞もあります。分裂のペースは加齢によっておとろえますが、停止することはありません。

それにたいして、成長の初期の段階で増殖したあと、一生かわらない**神経細胞**や**心筋《しんきん》細胞のような細胞**もあります。肝臓の細胞もふつうは分裂しませんが、組織の一部が切りとられたり損傷したりすると、のこった部分が増殖します。

細胞が分裂・増殖するとき、37兆個の細胞の核のなかにおさまっているDNAは、ふたつにわかれます。

DNAのクサリは長くて複雑すぎるので、増殖するときは複製しやすいようにちぢまって短くなり、光学顕微鏡でも観察できる23**対の染色体**になります。その染色体は細胞の中央に集まり、**複製されて2倍になったあと、ふたつにわかれて細胞の両端に移動**します。

そのあと細胞の両端に核ができはじめ、それにつれて細胞をつくっている**細胞質**がふたつにわかれます。やがて染色体がみえなくなり、核のかたちがあらわれて、2個の細胞ができあがります。

このように細胞が分裂・増殖するとき、**DNAの2本のヒモがほどけ、1本は遺伝情報を伝える原型になり**、やがて2本目のほうのクサリを復元します。切りはなされた1本の**クサリのほうも、2本のクサリでできたDNAになります。**

つまり**新しくできたＤＮＡは、原型となったＤＮＡのクサリ（遺伝情報）と、新しく合成されたＤＮＡのクサリからできています。**

突然変異やウイルス感染などによって遺伝子の変異をうけなければ、細胞は自分とおなじ遺伝子情報をもつふたつの細胞にわかれます。

このコピーがおこなわれるとき、たまたま塩基配列にエラーがおこることがあります。人間のからだには、このときの**エラーを修復したり、修復しきれないエラーをアポトーシス（自然死）に追いやったりして、チェックするしくみ**があります。

ところが、このチェックをのがれるエラーがあり、これががん細胞を発生させる中心的な**ドライバー変異**になります。これまでＤＮＡの複製エラーが、がんの発生にどの程度かかわっているかが議論されてきました。

ＤＮＡの複製エラーががんの原因の66％を占める

２０１７年３月23日、アメリカのジョンズ・ホプキンス大学シドニー・キンメルがんセンターのふたりの学者が、**科学誌「サイエンス」**にがんの発生について注目を集める発表をしました。

数学者のクリスチャン・トマセッティと遺伝学者のバート・ヴォーゲルスタインが、がんの原因の66%がＤＮＡの複製エラーによっておこると発表しました。環境因子による変異は29%で、遺伝的変異は５%にすぎないというのです。

ふたりの学者は、がんをひきおこす変異の多くが遺伝的でなく、また生活習慣をかえることで防げないと主張しました。かれらは**がんを防ぐ戦略は予防と同時に、早期発見と早期治療にある**といっています。

ふたりは２０１５年に、**幹細胞《かんさいぼう》の分裂回数の多い大腸**などに、**幹細胞の分裂回数の少ない箇所よりがんの発症率が高い**という仮説を主張しました。新しい発表では69カ国のがんの発症率にかかわるデータベースが使用され、乳がんと前立腺がんも追加されました。

かれらはがんによって、発症《はっしょう》因子《いんし》がちがうことが明らかになったといっています。たとえば**肺腺がんの変異**では、環境因子や遺伝因子が65%をしめたのに、複製エラーは35%にすぎませんでした。

それにたいして**前立腺がん、脳腫瘍《のうしゅよう》、骨髄腫《こつずいしゅ》**では、ドライバー変異の95%以上が複製エラーで生じるとされています。ふたりは疫学的《えきがくてき》研究からすると、がんの42%が予防できるともいっています。

エピジェネティックスという変異

ＤＮＡの後天的な変異のなかには、**エピジェネティックス**と呼ばれる変異があります。これは**ＤＮＡの塩基配列をかえないで遺伝子の働きを左右するしくみ**のことであり、その情報の集まりを**エピゲノム**と呼んでいます。

エピジェネティックスとは、この変異と、この変異を研究する領域を意味します。エピジェネティックスのおもな変異には、**ＤＮＡのメチル化**と**ヒストン修飾《しゅうしょく》**があります。

そもそもＤＮＡの分子はとても長いので、もつれあわないように**ヒストンという筒状のタンパク質に巻きついて**、仏教で使うジュズのような複合体をとっています。このジュズのような複合体は、おりたたまれて固まっています。

人間のような多細胞生物では、ゲノムの塩基配列という一次情報だけでは、生命現象を解明することができません。エピジェネティックスというのは、安定したＤＮＡの一次情報に作用する領域を研究する新しい分野です。

ＤＮＡの塩基配列は、すでに説明したように、Ａ（アデニン）、Ｔ（チミン）、Ｇ（グアニン）、Ｃ（シトシン）という４つの塩基でできていて、**ＡはＴと**、**ＧはＣと**組みあわされています。

DNAのメチル化のほとんどはC（シトシン）でおこり、とくにCGという配列が集まりやすい領域では、70～80％のシトシンにメチル化が生じます。さらにヒストン修飾と呼ばれる変化をうけて、**DNAとヒストンの複合体が不活性化**し、遺伝子が働きにくくなくなります。

ヒストン修飾というのは、ヒストンがアセチル化することで、このばあいは遺伝子の複写が活発になり、遺伝子の転写《てんしゃ》のスイッチが「オン」になります。

しかし、**ヒストンがアセチル化されると複合体の構造がかわり、DNAがメチル化にみちびかれます。**いずれのケースでも**遺伝子のスイッチが「オフ」になり、**遺伝子の発現がおさえられることがわかりました。つまり、遺伝情報の伝達を誤作動《ごさどう》させるわけです。

最近では、DNAのメチル化で多くのがん抑制遺伝子が抑制され、働かなくなることもわかってきました。これらは**乳がん、胃がん、大腸がん、前立腺がん、膀胱《ぼうこう》がん**などにかかわります。

これを防ぐには、DNAのメチル化を非メチル化し、DNAとヒストンの複合体を脱アセチル化して、遺伝子のスイッチを「**オン**」にしなければなりません。

欧米ではがん治療に、**ＤＮＡのメチル化酵素阻害剤《そがいざい》**や、**ヒストンの脱アセチル化阻害剤**が開発されているそうですが、エピジェネティックスの研究はこれからです。

第5章 がんの早期発見の可能性

1、がん検診の方法とがん検診の種類

がんで死なないためにはがん検診をうけること

がんをできるだけ早く発見して、できるだけ早く治療するというのは、いまもなお**がんに対応する「ゴールド・スタンダード」**（ベストの方法）です。それでは、がんを早期に発見するには、どのようにすればいいのでしょうか。

すでに説明したように、欧米の医療先進国では年々がんによる死亡者数がへっているのに、おなじ医療先進国の日本では、毎年3000人くらいずつ死亡者がふえています。こ

こには喫煙率のようなさまざまな理由があるのでしょうが、なんといってもがん検診の受診率の低さが作用しています。

欧米ではがん検診の受診率が平均して70〜80％にたっしているのに、日本では半分の35〜40％にすぎません。このためがんが進行した状態で発見されるケースが多くなり、死亡者数がふえる結果になります。

いまはがんの4期でさえ助かる人たちがふえていますが、医療費を抑制し、がんによる死亡者数を少なくするにはがん検診をうけるしかありません。検査の精度は１００％ではありませんので、がんがあっても見のがされることがあるかもしれませんが、だからといって、検診をうけなくてもいいという理由にはなりません。

ときにはがんがみつけにくいかたちをしていたり、みつけにくい場所にあったりすることがあります。この見おとしを防ぐには、適切な間隔をおいて検診をうけるしかありません。

いまは検査技術も検査機器も精密になっているので、反対に、**みつけなくてもいい病変までみつけることがあります。**

がん検診は自覚症状がない段階でうけるのが原則ですから、がんが発見されても進行しているわけではありません。いまはどんながんも早期に発見すれば、完全に治すことができるでしょう。

またがんと診断されても、なかには進行を停止したり、消滅したりするものがあります。そんなときに再検査をうけて安心できれば、穏やかな生活を送ることができるでしょう。検診では**子宮頸部《けいぶ》異形成《いけいせい》**とか**大腸ポリープ**のように、前がん症状といわれる段階で発見されるものもあります。こんなときは内視鏡などでかんたんに切除することができます。

これにたいして自覚症状を感じて検診をうけたときは、がんが進行した状態で発見されることがあるかもしれません。それでも、少しでも早く発見されるわけですから、効果のある治療をうけられる可能性が高くなります。

がん検診のうけ方

職場のなかには、年1回の**定期健康診断とあわせて、がん検診を実施**しているところがあります。それが利用できなければ、居住地の**自治体が実施しているがん検診**を申しこまなければなりません。

検診日や予約の必要の有無は、市区町村のホームページや広報誌に公開されています。

市区町村によっては、検診の案内が送られてくることがありますが、自分で検診情報にアプローチしなければならないこともあります。いちどに、すべてのがんの検診がうけられるとはかぎりません。

それでは**検診をうけると、どれくらいの費用がかかるのでしょうか**。

市区町村が実施している検診では、費用の補助があります。自治体によって自己負担の金額がちがいますが、それらについてはホームページや広報誌をみてください。たいていは2000円以内です。それでもわからなければ、自治体のがん検診担当窓口に聞いてください。

自治体によっては、検診を実施するいくつかの特定の病院を指定しているところもあります。こうした病院で検診をうけるばあいも、自治体から補助してもらえます。

自治体では、一定の年齢の住民を対象にして、がん検診の**無料クーポン**と、がんについてわかりやすく解説した**がん検診手帳**を配布しています。**無料クーポンの対象は子宮頸がん、乳がん、大腸がん**です。

２、５種類の対策型検診のがん検診

自治体が主体となってがん検診をはじめたのは、１９８２年のことでした。最初は胃がんと子宮頸がんだけでしたが、いまでは**胃がん、大腸がん、肺がん、乳がん、子宮頸がんの５種類に広がり、**非常に充実してきました。

それでは、５種類の検診の流れと検査方法をみてみましょう。検査の結果で、がんの疑いが濃厚になれば、治療に移ることを考えなければなりません。そのときは疑わしい箇所の組織をとって顕微鏡で調べる、**生検**（バイオプシー）が必要になります。

肺がん検診の検査方法

検査の対象は、**男女ともに40歳以上**ですが、**60歳以上では、とくに肺がんにかかるリスクが高くなります。**だから喫煙者も非喫煙者も、**定年後には毎年、検査をうける必要**があります。

２０１７年度の予測では、日本の肺がんの罹患数《りかんすう》は、男女あわせて12万８７００人と、大腸がんと胃がんについで3番目に多いのですが、死亡者数は7万8０００人と圧倒的なトップを占めています。このことは肺がん検診のたいせつさを示します。

肺がんの検診では、**ハイリスクの人**と**ハイリスクでない人**をわけて考えます。ハイリスクの人とは、**喫煙指数が４００か６００以上**になる人で、これは**1日に吸うタバコの平均本数に、タバコを吸った年数をかけた数字**です。たとえば1日に平均20本を30年間吸った人は、喫煙指数が６００になります。

検査の方法は、いわゆる**胸部X線検査**です。肺がんを早期に発見するにはむずかしい面があり、肺には心臓にかくれていて見えない部分もあるので、最近ではCTの使用が推奨されます。

ハイリスクの人に異常があれば、より精密な**CTと気管支検査**が必要になります。CT検査をして、さらに疑わしければ、こんどはからだのまわりを回転しながら撮影する、**ヘリカルCT**の検査が必要になるかもしれません。

ハイリスクの人には、タンを検査する**喀痰《かくたん》細胞診**も必要です。肺がんでは、タンのなかにがん細胞がこぼれていることがあるからで、それを調べるためには3日間、できるだけ早朝にとったタンをもっていきます。肺がんにかかっていて、タンのなかにがん細胞が

図表29 対策型検診の5種類

がん検診の種類	検診方法	対象年齢	検診間隔
胃がん検診	問診、胃X線検査 または胃内視鏡検査	50歳以上 ※胃部X線検査は40歳以上に対し実施可	2年に1回 ※胃部X線検査は毎年実施可
大腸がん検診	問診、便潜血検査	40歳以上	毎年
肺がん検診	質問(問診)、胸部X線検査、必要に応じて喀痰細胞診		
乳がん検診	問診、マンモグラフィと視触診		2年に1回
子宮頸がん検診	問診、視診、細胞診、内診	20歳以上	

みつからないこともあります。

ハイリスクの人もハイリスクでない人も、検査で異常がなければ、また1年後に検査をうければいいでしょう。

胃がん検診の検査方法

男女ともに**50歳以上**が胃がん検診の対象で、**年に1回受診**します。胃がんは日本人のがん罹《り》患率《かんりつ》では大腸がんについで2番目に多く、2017年度の予測では、男女あわせて13万2800人がかかり、3分の1以上の4万7400人が亡くなります。

検診の流れは、**医師の問診**からはじまります。そのあと**バリウムを使うX線検査**をしますが、最近では放射線の被害を避けることと精密さを求めて、**内視鏡検査**をうける人がふえています。内視鏡検査では、**食道と十二指腸**も検査できるメリットがあります。

内視鏡では、粘膜《ねんまく》のこまかい変化も鮮明に読みとれます。細い管《くだ》がのどを通過するとき苦痛を感じる人には、より細い管を鼻からいれる**経鼻《けいび》内視鏡**も使えます。経鼻内視鏡では時間をかけて組織を観察できますし、検査中に医師と話をすることもできます。

X線検査で異常があれば、内視鏡検査に移りますが、内視鏡検査では疑わしい箇所の粘《ねん》膜《まく》を採取して染色し、顕微鏡で観察します。腫瘍が胃の5層の壁のうち浅いところにとどまっていれば、すでに説明した**ESD（内視鏡的粘膜下層剥離術）**や**EMR（内視鏡的粘膜切除術）**をうけることができます。

がんがあれば、もちろん治療に移りますが、良性の病変があれば、医師の判断にしたがいます。医師は2年後の検診を勧めるでしょう。

大腸がん検診の検査方法

大腸がんの検診は**40歳以上**を対象とし、**毎年の受診**が勧められます。とくに家族に大腸がんにかかった人がいれば、30代から受診しなければならないでしょう。

大腸がんは日本人のがん罹患数ではもっとも多く、２０１７年度の予測では男女あわせて14万９５００人がかかって、３分の１以上の５万３０００人が亡くなります。

大腸がんの検診は、**問診と便潜血《べんせんけつ》検査**でおこなわれます。大腸にポリープやがんがあると、便が動くときにこすれて血液が付着します。便潜血検査は目にみえない微小な出血でも検出しますので、信頼度が非常に高いとされています。

便は自宅でとりますが、便をとる綿棒で便の表面をまんべんなくこすり、採便用の容器で保管します。便の採取は２日間にわたっておこないます。

精密検査が必要になれば、かつては**注腸Ｘ線検査**が中心でした。これは肛門からバリウムをいれて、Ｘ線でみていく検査です。しかし、この検査にはいくつもの難点があり、受診者に苦痛があるので、いまでは**大腸内視鏡検査**が主流になっています。

大腸内視鏡検査をうけるには、前日に指定された検査食だけを食べ、当日は自宅で２リットルの下剤いりの水を飲んで排便しつくしてから、予約の時間に病院にいきます。

あとは検査台に横向きに寝て、ヒザをまげていれば内視鏡を挿入されますが、このとき痛みを感じる人には、静脈から鎮静剤が投与されます。結果はすぐにわかるでしょう。

その結果によっては、すでに説明した**ＥＵＳ（超音波内視鏡検査）**をすることがあるかもしれません。これは内視鏡の先端に、超小型の超音波発信装置をつけた検査機器です。

小腸にがんができることはめったにありませんし、これまで検査する方法がありませんでした。ところがイスラエルが**小腸内視鏡カプセル**を開発し、日本もとりいれて、2007年から保険がきくようになりました。

消化管出血、腹痛、下痢などがつづき、大腸内視鏡検査をうけても原因がわからなければ、小腸内視鏡カプセルの出番になるかもしれません。

2センチの小型のカプセルを水といっしょに飲みこむと、6～7メートルの小腸をとおって粘膜をつぎつぎと撮影し、おなかに巻いたデータレコーダーにカラーの画像を送ってきます。

受診者は前日、検査食だけを食べ、当日の朝、飲食をいっさいしないで病院にいきます。そこで小さな弁当箱のようなデータレコーダーを腹部に巻きつけて、カプセルを飲めば検査はおしまいです。

カプセルを飲んだ2時間後まで水分もとることができず、4時間後まで食事をとることはできません。そして夕方（8時間後）、病院にいってデータレコーダーを回収してもらいます。あとは専門家が画像を解読します。

飲みこんだカプセルは、地方自治体のルールにしたがって廃棄しますが、トイレに流しても小さいので、水の流れがつまることはありません。費用は３万円前後です。

乳がん検診の検査方法

乳がん検診の対象になるのは**40歳以上の女性**ですが、最近の傾向からすると、家系的な不安のある女性は、20～30代からいちどでもうけておいたほうが安心です。この10年で男性の乳がんがふえています。60～70代の男性に発症率が高いそうですが、男性にも乳腺があるので、やむをえないでしょう。

２０１７年度の予測では、日本人の女性の８万９０００人が乳がんにかかり、１万４４００人が亡くなります。死亡率はけっして低いわけではありません。

乳がんの検診は、**医師の問診**《もんしん》からはじまります。最初に問診票に生理期間などの状況、妊娠や出産の経験、家族の病歴などを書きこんでおき、医師の問診に答えます。

そのつぎが**視触診**《ししょくしん》で、医師は目でみて左右の乳房《にゅうぼう》のアンバランスや、くぼみやひきつれがないかをたしかめ、それから手で触診します。触診はしこり、腋下《えきか》リンパ節のはれ、乳頭の分泌物がないかをたしかめる方法です。

最後が**マンモグラフィ検診**で、乳房を2枚の板ではさみ、できるだけ薄くして乳房全体をX線で検査します。これはしこりになるまえの石灰化した小さながんを発見するための検査ですが、このとき痛みを感じる人が多いのが、この検診の問題点です。

乳房の大きい女性は、小さながんがあっても、全体が白く写って見おとすリスクがありますので、最近では**エコー**の使用が勧められます。

がんがあれば治療にはいりますが、疑いがないか良性の病変があれば、2年後にまた検診をうければいいでしょう。

子宮頸がん検診の検査方法

子宮頸《けい》がんでは、**20歳以上の女性**が検診の対象です。不正出血があって受診する人が多いでしょうが、2年にいちどくらいはうけておきたい検査です。2017年度の予測では、日本の女性の子宮関連のがんには2万8000人がかかり、6700人が亡くなります。

子宮頸がんの検査でも、**問診**からはじまります。事前の問診票に月経周期、生理痛の有無、月経血の量、妊娠歴と出産歴、閉経年齢などを書きこみます。そのあと診察室で、医師の問診に答えます。

それがすむと検査台にすわり、膣内《ちつない》に**膣鏡**《ちつきょう》を挿入されて子宮頸部を観察されます。このとき、目でおりものの状態や炎症の有無が確認されます。がん細胞があれば、正常細胞とちがう色やかたちをしています。

同時に**細胞診**《さいぼうしん》がおこなわれ、綿棒、ヘラ、ブラシでこすって細胞を採取します。このとき痛みはありません。採取した細胞はガラス板にぬりつけ、色素で染めて顕微鏡で観察します。この検査は非常に重要です。

精密検査が必要になれば、器械で膣を広げて**膣拡大鏡**（**コルポスコープ**）の検査（コルポ診という）をします。コルポ診は倍率を6～40倍に拡大しますので、子宮頸部と血管の変化を見おとすことはありません。

組織診では、疑わしい箇所の組織を切りとって**プレパラート**（組織をスライドガラスとカバーガラスのあいだにはさんだ標本）にし、顕微鏡で観察します。組織を切りとるときには、痛みや出血があるかもしれません。

これらの検査では、子宮体がん、子宮頸部びらん、子宮頸管炎《けいかんえん》が発見されることもあります。子宮頸がんがあれば、がんの広がりをみるために、内診、直腸診、エコー、CT、

ＭＲＩなどの検査のほか、**膀胱《ぼうこう》内視鏡**、**直腸鏡検査**、**尿路検査**が必要になります。細胞の**軽度異形成《いけいせい》**や**中度異形成**では定期的に精密検査をしますが、**高度異形成**や**上皮内がん**では浸潤《しんじゅん》がんでないことを確認する検査や手術が必要になり、**浸潤がん**では化学放射線療法が選ばれます。

3、腫瘍マーカー、バイオマーカー、コンパニオン診断

腫瘍マーカーとはどんなものか

がんの早期発見法というと、腫瘍《しゅよう》マーカー（腫瘍標的）を思い浮かべる人が少なくないようです。しかし残念なことに、マーカーはがんがある程度大きくならなければ反応しないので、早期発見には役だちません。

マーカーのなかでは、前立腺がんの発見に広く使われる**ＰＳＡ（前立腺特異抗原）**、**肝臓がんのＡＦＰ**、**卵巣がんのＣＡ１２５**が、比較的早いうちから高くなるので、早期発見を

期待できる程度です。

マーカーが役だつのは、古くからあったがんが大きくなってからか、進行の速いがんが大きくなってからのことでしょう。


さて腫瘍マーカーとは、**がん細胞がつくりだす特異な物質**で、がんが進行するにつれて増加します。具体的にいえば、**血液や尿にふくまれるタンパク質や糖鎖《とうさ》**（2個から数万個の糖が結合した化合物）**のこと**で、それを観察してがんの状態を判断します。

現在では、マーカーは手術や放射線で治療したがんが消えてしまったのか、消えないがじっとしているのか、ふたたび動きだしたのかを判定する参考に使用されます。

これを測定するには、採血した血液の血清《けっせい》に検査薬を添加し、その反応を調べます。血清とは、採血した血液が数分後にかたまったあと、うわずみとしてのこる淡黄色の液体のことです。


現在の腫瘍マーカーは、よく使われるものだけでも50種以上あり、いまもつぎつぎに発見されています。腫瘍マーカーの問題点のひとつは、マーカーの多くが、どこにがんができたのかが正確にわからないことです。

だからがんがあることがわかっても、ＣＴやＭＲＩやエコーなどを使って調べなおさなければなりません。がんの発症《はっしょう》箇所《かしょ》を特定するために、複数の腫瘍マーカーを使うこともあります。

たとえば代表的なマーカーのひとつのＣＥＡは、腺がんと呼ばれるグループの治療経過の追跡で重要な役割をはたしますが、**大腸がん**、**胃がん**、**肺がん**、**膵臓《すいぞう》がん**、**胆道《たんどう》がん**、**乳がん**などの検出にも広く使われます。

またＳＣＣは**肺がんや食道がんのような扁平上皮《へんぺいじょうひ》がん**と同時に、**子宮体がんや子宮頸がん**の検出にも使われます。しかし、さまざまなマーカーを使っても、早期発見を期待することはできません。

つまり**腫瘍マーカーの数値だけでは、がんの診断、回復、悪化、再発の有無を診断できなくなっています。**いまやマーカーは参考になるひとつの目安にすぎません。そこで、より確実に診断できる**バイオマーカー**（**標的分子**）という考え方が出現しました。

図表30 主な腫瘍マーカーの種類と対象となるがん

腫瘍マーカーの種類	対象となるがん
AFP	肝臓がん。胃がん、膵臓がん、大腸がんにも反応
CA125	卵巣がん、子宮がん。ほかに膵臓がん、胆道がん、大腸がん。CA602と併用されて婦人科系のがんに
CA15-3	乳がんの転移・再発
CA19-9	膵臓がん、胆管がん。ほかに肺がんのなかの腺がん、胃がん、大腸がん、肝臓がん、子宮がん、卵巣がん
CEA	大腸がん。ほかに肺がん、食道がん、胃がん、胆道がん、乳がん、子宮頸がん
CYFRA《シフラ》	扁平上皮がんを中心とする肺がん。ほかに乳がん、卵巣がん
Elastase1《エラステーゼ》	膵臓がん。CA19-9と併用
NCC-ST-439	胃がん。肺がんのなかの腺がん、膵臓がん、胆道がん、大腸がん、乳がん
NSE	小細胞肺がん。食道がん、胃がん、膵臓がん、大腸がん、甲状腺がん、乳がん、卵巣がん、神経芽細胞腫のような悪性腫瘍
PIVKA-II	原発性の肝臓がん
Pro《プロ》 GRP	肺がん
SCC	肺がん、食道がん、子宮頸がん。CEA、NSE、SLXなどと併用
SLX	肺がん、消化器系のがん、乳がん、卵巣がん
STN	胃がん、膵臓がん、胆道がん、大腸がん、子宮頸がん、卵巣がん
βhCG	卵巣がん、絨毛がん、精巣がん

バイオマーカー（標的分子）にはどんなものがあるか

肺がんや乳がんのようなおなじ箇所のがんでも、がん細胞の性質によって最適の薬がちがうことがわかってきたのは、１９９０年代のことでした。

いまでは肺がんは小細胞がんと非小細胞がんにわけて治療され、非小細胞がんは、さらに3つにわけて治療されています。乳がんは細胞の性質によって、5つにわけて治療されます。乳がんでは細胞の性質によって、使用する薬剤はまったくちがいます。

それに反していままでは、ちがう箇所のがんでも細胞の性質がおなじなら、おなじ薬剤が使われるようになってきました。

典型的な例では、マーカーＥｒｂＢ２（ＨＥＲ２）にたいする抗体医薬**ハーセプチン**は、**ＨＥＲ２《ハーツー》タイプの乳がん患者**だけでなく、**ＨＥＲ２陽性の胃がん患者**にも使われます。ＨＥＲ２は前立腺がんにも関係しますが、いまのところハーセプチンが前立腺がんで使われることはありません。

目下のところわかっているバイオマーカーには、**肺がんのＥＧＦＲとＡＬＫ《アルク》**、**乳がんのＨＥＲ２、Ｋｉ《キー》67、ＥＲ**（エストロゲン受容体）、**ＰｇＲ**（プロゲステロン受容体）、**胃**

がんのＨＥＲ２、**大腸がん**のＲＡＳ《ラス》、**悪性黒色腫**（メラノーマ）のＢＲＡＦ《ブラフ》、**悪性リンパ腫**のＣＤ20とＣＤ30などがあります。

大林監督の項で説明したように、**ＥＧＦＲに遺伝子変異のある肺腺がんの患者に、イレッサが効く**ことがわかりました。この変異はまさにバイオマーカーであり、日本人の肺腺がんの患者の53％に認められます。

しかし白人と東洋人とでは差があり、アメリカ人ではＥＧＦＲの変異は11・３％にすぎません。大腸がんのＲＡＳはアメリカ人の32・３％にありますが、日本人には９・７％しかありません。

コンパニオン診断という領域

現在のがん医療では、**コンパニオン診断**とか**コンパニオン診断薬**という表現が使われるようになっています。

コンパニオン診断とは、検査によってがん患者の個人差を予測する方法です。もっとも適した薬の種類や量や投薬スケジュールなどを決定し、事前に副作用を予測するのがコンパニオン診断で、そのために使用する薬剤が**コンパニオン診断薬**です。

コンパニオン診断は**がんの個別化医療**（**オーダーメイド医療**）**を推進する**ための方法ですから、一般の臨床試験とは区別されます。コンパニオン診断では、薬剤の標的となるタンパク質や、薬剤を代謝する酵素をコード化して活用します。

具体的にいうと、コンパニオン診断とは**DNA配列の個人差**をみて、患者の体質を調べる検査のことで、患者の**血液、尿、唾液**《だえき》**、がん細胞、組織内のタンパク質、遺伝子の変化**などで患者の体質を判断します。

とはいえいまのところ、確実にがんの予防、早期発見、再発の診断につながるバイオマーカーはありません。だから、さまざまなバイオマーカーを使用し、生検や手術で採取したがん細胞を分析して調べるしかありません。バイオマーカーはまた、**コンパニオンマーカー**とも呼ばれます。

コンパニオン診断は、糖尿病や膠原病《こうげんびょう》のような、がん医療以外の病気にも広がることが期待されます。

第6章 がんを早期発見しようとする新しい試み

1、がんを発見する現在の生検

すでに説明したように、がんで亡くなる人を少なくするか、いなくするには、早期発見と早期治療がもっとも確実な方法です。このため、いまも世界中で、低価格で精度の高いがんの早期発見法が研究されていて、日本も例外ではありません。

新しい検査法によって、発見がむずかしかったがんや希少《きしょう》がんの早期発見が期待されますが、問題は対応する新しい治療法も開発しなければ、大きな意味がないことです。それはこれからの課題でしょう。

さらに状況を困難にしているのは、より精妙《せいみょう》な手段で解析をすすめていくと、**胃がんや**

大腸がんのような罹患率《りかんりつ》**の高いがん**でも、複数のバイオマーカー（標的分子）によって、該当者《がいとうしゃ》が1％とか5％という希少なグループにわかれることです。このため薬剤の使い方が、ますます複雑になってきます。

現在では、がんの治療にはいるまえに、よほど進行していないかぎり、がんがあることを確認する生検《せいけん》（バイオプシー）が必要とされます。ときには、そのために手術までしますが、組織をとって調べる生検はたいてい入院を必要とし、患者に身体的負担を強いる方法であり、医療側にとっても手数がかかって面倒です。

いまでは生検はがんの有無だけでなく、がんの性質を判断するためにも、欠くことのできない検査になっています。

もっとも一般的なのは、患部に針をさして組織をとる**針生検**《はりせいけん》ですが、肝臓がんの**穿刺生**《せんし》**検**や、胃カメラによる**胃がんの生検**のほか、CTを使う**CTガイド下**《か》**生検**や、**CTとX線、CTとエコー**を使う生検もあります。

生検はがんの有無や細胞の性質を読みとるほかにも、病変の確定診断、予後《よご》の判定などに欠かせない検査です。もちろん、手術のあとにはがん組織を保存して、顕微鏡による病理診断をおこない、以後の治療法を検討します。

生検で採取したがん組織や切りとったがんは、ホルマリン液につけたあと、パラフィンでつつんで、長い期間保存します。

リキッド・バイオプシーの魅力

以上のような現在の生検にたいして、**血液**、**唾液**《だえき》、**尿**などによって診断しようとする方向を「**リキッド・バイオプシー**」と呼んでいます。つまり「**液体による生検**」という意味です。

リキッド・バイオプシーは、主として血液を使うことで、患者と医師の負担になる現在の生検を避けながら、しかも精度の高い診断ができないかという試みであり、世界中で研究されています。

ＣＴ、ＭＲＩ、マンモグラフィーなどによる画像診断では、がんの大きさが５ミリ以上にならなければ確実に診断することはできません。ＰＥＴ《ペット》－ＣＴはがんの早期発見より、がんの広がりを診断しようとする機器であり、しかも検査費用は約10万円と高額です。

リキッド・バイオプシーは病理組織診断のほかに、**もうひとつべつの重要な目的**をもっています。それは**手術が必要か不要かを、見わけようとすること**です。とくに**乳がんと前立腺がん**では、この判断が期待されます。

リキッド・バイオプシーは、実用化されればわずかな量の血液で診断できる確実な方法として、患者側にも医療側にも負担にならない、強い魅力をもっています。

遊離ＤＮＡとＣＴＣの活用

最初にリキッド・バイオプシーでは、どんなツールが使われるかをみておくことにしましょう。そこでは血液中にある微量の成分が活用されます。

血液中には、「**遊離**《ゆうり》ＤＮＡ（cell free DNA）」という物質があります。遊離ＤＮＡは健常人では細胞の自然死によって血液中に放出されますが、がん患者では原発巣《げんぱつそう》から流れでます。

遊離ＤＮＡが発見されたのは１９７０年代のことで、９０年代になってから、がん関連遺伝子や遺伝子変異でも放出されることがわかりました。

がん組織ではさかんに細胞死がおきるので、原発巣の腫瘍《しゅよう》組織と遊離ＤＮＡの研究がすすめられてきました。

健常人にくらべてがん患者の遊離ＤＮＡの比率は高く、これによって**がんの進行度の判定、再発の診断、治療効果の判定**などができるようになりました。いまでは60種以上のがん関連遺伝子の突然変異や、遺伝子の発現《はつげん》や、ＤＮＡのメチル化などがわかるようになっています。

遊離ＤＮＡは、破壊されたＤＮＡから血中に放出されたＤＮＡ、**赤血球、血小板、白血球**のほか、臓器や組織の死んだ細胞からでる**核酸**《かくさん》（ここではＤＮＡのこと）や**タンパク質**など、さまざまな生体物質《せいたいぶっしつ》をふくんでいます。

遊離ＤＮＡの濃度を解析すれば、がんの悪性度やリスクまで判断し、治療に活用できると考えられています。がん細胞のなかで、高い頻度《ひんど》で突然変異をおこす部位《ぶい》（ホットスポット）の塩基配列を利用して調査がおこなわれます。

ＣＴＣ（**血中循環腫瘍細胞**）は原発巣や転移組織から血液中に遊離して、血液中を循環する細胞です。これはやがて転移巣を形成するので血液中から検出し、転移の過程を判断して予後を予測します。

ＣＴＣは血液中に微量しかないので検出が困難でしたが、リキッド・バイオプシーの重要な要素のひとつです。

マイクロRNAの役割

マイクロRNAは「エクソソーム」という脂質《ししつ》でできたカプセルにはいった状態で、人間の体内を循環しています。あまりに小さいので、これまで細胞がだすゴミだと思われていました。

マイクロRNAは約20個という少数の塩基からできていて、人間のからだには2500**種以上**もの種類があるとされます。近年、マイクロRNAは細胞間の情報伝達にかかわるエクソソームとともに、がん細胞もふくむさまざまな細胞が分泌し、がんの悪性化や転移に深く関係することがわかってきました。

特定のマイクロRNAをがん細胞に注入すると、がん細胞は正常化します。また、がん細胞が特定のマイクロRNAの機能を低下させるとがんが悪性化します。がんは既存の血管から十分な栄養素をとりいれられないので、粗雑《そざつ》な新生血管《しんせいけっかん》をつくって太い血管に結びつきますが、この血管新生にもエクソソームがかかわります。

このような役割がわかったので、マイクロRNAは**がんをもっとも早い段階で発見した**

り、再発のきざしをみつけたりするのに、新しいバイオマーカーになると考えられています。いわばがんのメカニズムを解明したり、診断や治療法を開発したりするカギになりそうだというわけです。

それぞれの臓器のがんには、特徴をそなえて発現するマイクロRNAがあります。ある臓器ががんにかかると、血液中のマイクロRNAの量が変動します。それを血液、唾液《だえき》、尿からとったサンプルで診断できれば、腫瘍マーカーや画像診断よりはるかに早く、がんの特徴を把握することができるようになります。

マイクロRNAの解析では、以下のような手順がとられます。

（1）大勢のがん患者の血液からマイクロRNAを採取して網羅的《もうらてき》に解析、（2）解析した情報をデータベース化、（3）マイクロRNAを使う検査・診断技術を開発、（4）血液中のマイクロRNAの抽出から検討までを全自動化し、短時間で作動する自動検査システムをつくりあげる。

2、プレシジョン・メディシン（精密医学）とはなにか

がんゲノム遺伝子パネル

細胞核内にあるＤＮＡの塩基配列がかわると、遺伝子に傷がつきます（**遺伝子変異**）。また遺伝子変異がおきると、変異した遺伝子から異常なタンパク質がつくりだされるようになります。がん細胞はこの異常なタンパク質を原因として生まれ、異常な増殖をはじめます。

しかし、すべての遺伝子変異ががんになるわけではありません。遺伝子変異は、がんの発生で主要な役割をする**ドライバー変異**と、それほどの作用をしないマイナーな変異にわかれます。

いままでは治療をはじめるまえに、がん患者のすべての遺伝子変異を明らかにしようとする「**がんゲノム遺伝子パネル**」という試みがはじまっています。つまり、**がんゲノム医療**のはじまりです。

十何年まえには、ひとりの患者について、ゲノムの数十カ所を調べることができるだけでした。しかも、ひとりの患者の数十カ所のゲノムを解析するには、数億円という経費のほかに、何年もの年月がかかりました。

ところがいまでは、血液のがんをのぞく固形がんでは、わずか数万円の経費をかけるだけで、約1週間で塩基配列を決定できるようになっています。それを可能にしたのが、**がんゲノム遺伝子パネル検査**というシステムでした。

ゲノム遺伝子検査パネルでなにを調べるか

遺伝子検査パネルというのは、**がん細胞を増殖**させるEGFRやKRAS《ケーラス》やBRAF《ブラフ》などの変異と、本来なら離れているふたつの遺伝子がくっついたALK《アルク》やROS1《ロスワン》のような**融合《ゆうごう》遺伝子**と、**がん抑制《よくせい》遺伝子**のBRCA《バーカ》やp53など、がんに関連する数百の遺伝子をセットにした一覧表のことを意味します。

がんゲノム遺伝子パネル検査というのは、パネルに列挙された遺伝子変異を、**次世代シーケンサー**という**ゲノム解読装置**によって、いっきに読みとろうとするシステムです。

このような考え方からすれば、どの部位にできたがんかはもはや問題でなく、どんな遺伝子変異が関係しているかだけが問題になります。つまり、乳がんだろうと胃がんだろうと、おなじ遺伝子変異が関係していれば、おなじ薬が使えるということです。

いまでは、**免疫チェックポイント阻害剤《そがいざい》**という新しい薬の領域があります。そのひとつの**キイトルーダ**は、アメリカでは、**肺がん、頭頸部《とうけいぶ》がん、尿路上皮《にょうろじょうひ》がん、悪性黒色腫《あくせいこくしょくしゅ》、ホジキンリンパ腫**の臨床試験に広く使われています。

この手順を具体的にいえば、**（1）患者のがん細胞を検査資料として採取し、選択する、（2）次世代シーケンサーによるゲノム検査、（3）専門家による意味づけ、（4）担当医による患者への説明**、ということになるでしょう。

アメリカではじまったプレシジョン・メディシン（精密医学）

プレシジョン・メディシンという表現を、あちこちでみかけるようになりました。**精密医学を意味するプレシジョン・メディシン**がアメリカでスタートしたのは、２０１５年のことでした。

この年の1月、オバマ前大統領は一般教書演説のなかで、プレシジョン・メディシンを国家戦略とすると発表しました。２０１６年、アメリカは国立がん研究所（ＮＣＩ）に

７０００万ドルの予算を投入し、２０００以上の病院で大がかりな臨床試験にはいりました。

プレシジョン・メディシンというのは、それぞれの患者個人に適した**オーダーメイド医療**のことにほかなりません。そこには**患者個人の遺伝子変異を調べ、もっとも適した治療薬を選び、効果の期待できない薬の使用による副作用を避け、医療費の抑制をはかろうとする意図**があります。

それと同時に、**これまで治療薬のなかった患者数の少ない希少がんにたいして、有効な製品を開発しようとする目的**があります。製薬会社は営利企業ですから、巨大な経費をかけて治療薬を開発しても、患者数が少なければ、開発費にみあう利益があがりません。

だから、その種の仕事を国家がひきうけようというのが、プレシジョン・メディシンのもうひとつべつの目的でした。

「スクラム・ジャパン」という壮大なプロジェクト

ところが日本でも、すでに２０１３年に千葉県柏市にある国立がん研究センター東病院をはじめとする約２００カ所の病院と、約10社の製薬会社が参加して「**スクラム・ジャパ**

ン（ＳＣＲＵＭ‐Ｊａｐａｎ）」という壮大なプロジェクトがはじまっていました。

これは**進行した肺がんや大腸がん**などにたいして、がん細胞の遺伝子変異を分析し、もっとも効果のある抗がん剤の使い方を研究しようとするプロジェクトでした。

このプロジェクトには、３０００人の患者が参加しました。そのうち１０００人の患者に、薬が効く可能性のある遺伝子変異がみつかり、さらに約１００人の患者が臨床試験にはいりました。

3、1滴の血液から13種のがんを診断

日本医療研究開発機構（AMED）の仕事

マイクロＲＮＡをマーカーとして、がんを早期発見しようとする企画では、日本医療研究開発機構（ＡＭＥＤ）の「**体液中マイクロＲＮＡ測定技術基盤開発プロジェクト**」が注目されてきました。

これは国立がん研究センター研究所や、愛知県大府市の国立長寿医療研究センターと、東レ、東芝、アークレイなど九法人や団体が参加した2014〜18年度の企画です。

AMEDはマイクロRNAを使って、**胃がん**、**食道がん**、**肺がん**、**肝臓がん**、**胆道《たんどう》がん**、**膵臓《すいぞう》がん**、**大腸がん**、**卵巣がん**、**前立腺がん**、**膀胱《ぼうこう》がん**、**乳がん**、**肉腫《にくしゅ》**、**神経膠腫《しんけいこうしゅ》**という13種類のがんの早期発見をめざしました。

すでに保存されていた約4万3000人の血液を使って、13種のがんのマーカーとなりそうなマイクロRNAを、100種類にまでしぼりこみました。マーカー候補のマイクロRNAは、それぞれのがんに2〜10種類ふくまれています。

こうしたマイクロRNAが、どのように発現しているかを調べれば、13種のがんについて、95％以上の精度で判定できるとされてきました。

国立がん研究センター研究所は、がんと診断された3000人以上の患者と、健常な男女各200人の新鮮な血液を集めて解析し、2020年をめどに自由診療の枠組みで、**乳がんをはじめとするがんの一次スクリーニング法**（がんかどうかの判定）としての実用化をめざしています。

AI（人工知能）を分泌量の分析に活用すれば、検査の精度がさらに高まる可能性があり、検査の費用は2万円程度になるみとおしです。いまのところ対象はがん患者だけで、一般の人を対象とした研究は予定されていません。

日本のリキッド・バイオプシーの経過

世界でも、リキッド・バイオプシーははじまったばかりですが、日本の歴史的経過をみるには、国立がん研究センター研究所が着手した「**スクラム・ジャパン**」の歩みをたどるのが、もっとも適切に思えます。

希少《きしょう》な肺がんの遺伝子スクリーニングネットワークとして「**ＬＣスクラム・ジャパン**」ができたのは、２０１３年のことでした。肺がんはもっとも罹患率《りかんりつ》の高いがんですが、希少な遺伝子異常をもつ肺がんとなると、全体の１～２％という小さな集団になります。プロジェクトは希少な肺がんをみつけだし、新しい治療法を開発すると同時に国際競争力を強め、個別化医療の推進を目標としました。

希少な遺伝子異常をもつがん患者を対象とし、**有効な治療薬**を開発すること。そして**日本の治験を活性化**すること。これが設立の目的でした。そのために血液を用いる遺伝子解析（リキッド・バイオプシー）と、ふえつづける複数の標的分子（バイオマーカー）を研究することが直接的な目標になりました。

国立がん研究センター研究所は、すでに２０１２年に、**ＲＥＴ《レット》融合遺伝子《ゆうごういでんし》陽性の非小細胞肺がん**を発見し、医師主導の**ＲＥＴ阻害剤の治験**をおこなうことにしました。

対象はステージ2以上の肺がん患者で、間質性肺炎《かんしつせいはいえん》や重い糖尿病のような余病をもたないことなどが最低条件とされました。診察料や検体の採取費用のような通常の診察に必要な費用をべつにして、遺伝子の解析費用はすべて無料でした。

「ＬＣスクラム・ジャパン」では、２０１７年12月から、アメリカのガーダントヘルス社が開発した高感度の遺伝子解析技術「**ガーダント３６０**」を使いはじめました。血液中の遊離ＤＮＡをとりだし、これで**乳がん**、**肺がん**、**皮膚《ひふ》がん**、**前立腺がん**などの検査をします。

73の遺伝子変異をいちどに解析するこの企画には、全国の２００以上の医療施設が参加し、２０００人の患者の適切な治療法をさがそうとしています。試料はガーダント社に送って解析してもらうので、結果がでるまでに2週間かかるとされます。

希少がんへの対応

国立がん研究センターに「**希少《きしょう》がんセンター**」が設置されたのは、２０１４年６月のことでした。患者数が少なくて、まとまったデータのない希少がんにたいしてデータベースをつくり、バイオマーカーの研究と薬剤の開発をめざそうとするプロジェクトでした。

この「希少がんセンター」は年間に１０００〜１５００人の患者にたいして、質の高い治療と数多くの臨床試験を実施してきました。

国立がん研究センターはまた、２０１３年から「**ＴＯＰ‐ＧＥＡＲ（トップ・ギア）プロジェクト**」を実施しています。

それまでの日本の医療界は、網羅的《もうらてき》ながん遺伝子の分析をおこなっても、それを日常診療に生かすことがなかったので、世界の医療水準からみると遅れをとっていました。「トップ・ギア・プロジェクト」はその反省のうえに立っています。

２０１６年１月、国立がん研究センターは「**トップ・ギア・プロジェクト**」の**第２弾**を発表しました。このプロジェクトには、第１弾とおなじく、神戸市の世界的な医療機器メーカー・シスメックスと、遺伝子解析で世界の標準的品質を保証された理研ジェネシスが協力しています。

２０１７年12月、同センターは**全国31都道府県の53の施設を、希少がんの軟部肉腫**《なんぶにくしゅ》**の専門病院**として公開しました。また、**希少がんセンターのホットライン**（☎０３－３５４３－５６０１）も設置され、平日の9時から16時までうけつけています。

希少がんは２００種もあるとされます。診療対象は**肉腫**《にくしゅ》、**ＧＩＳＴ**《ジスト》、**小児がん**、**脳腫瘍**《のうしゅよう》**など**ですが、**原発不明**《げんぱつふめい》**がん**と、胃がん、大腸がん、肺がん、乳がん、肝臓がんという5大がんのなかでも、希少な病理組織型も対象とされます。

希少がんとは、ヨーロッパの基準では「**年間発生数が人口10万人あたり6例未満の悪性腫瘍**」とされています。アメリカでは「人口10万人あたり15例未満」とされますが、日本はヨーロッパとおなじレベルで対応します。

「希少がんセンター」では、画像診断、病理診断、外科手術、薬物療法、放射線療法、内視鏡検査など、さまざまな方法で対処しています。

２４５の医療機関と15の製薬会社が参加

２０１４年にはじまった、国立がん研究センターの**希少な大腸がんの遺伝子スクリーニ**

ングネットワーク「GIスクリーン・ジャパン」は、２０１５年に「スクラム・ジャパン」に統合され、大腸がんだけでなく、胃がんや食道がんという消化器がん全体に研究範囲を広げました。

千葉県柏市の国立がん研究センター東病院を中心とする、日本ではじめての大規模な産学連携のこの国家的プロジェクトには、**２４５の医療機関と15の製薬会社が参加**。複数の標的分子をいっきょに見さだめる**マルチプレックス診断薬の開発**と、**それぞれの遺伝子異常に適した治療薬の開発**がめざされました。

２０１５年２月からはじまった「スクラム・ジャパン」は、１７年３月末までに、２１３３例の非小細胞肺がんと、２６６７例の消化器がんを登録し、合計で約４８００例の臨床データの収集と、整合性の確認作業をすすめました。

ゲノムのデータベースへのアクセスは、１カ月あたり５０００件をこえたそうです。これらのデータは、アカデミズムや企業の研究者に提供されました。それらはいまも提供されつづけています。

特定の遺伝子異常がみつかった患者は、対応する治療薬の臨床試験に参加できる可能性があり、つまり新しい治療の機会に恵まれました。

具体的成果としては、**ＲＥＴ《レット》融合遺伝子陽性の非小細胞肺がん**にたいする**カプレルサ**の医師主導の治験では、奏効率《そうこうりつ》（がんが小さくなるか消滅した患者の比率）が53％にたっしました。**ＲＯＳ１《ロスワン》融合遺伝子陽性**にたいする**ザーコリ**の企業治験では、77％の高い奏効率がみられ、**ＢＲＡＦ《ブラフ》変異陽性**にたいする**タフィンラー＋メキニスト**の治験では63％という高い奏効率が示されました。

「スクラム・ジャパン」第2期プロジェクト

国立がん研究センターは２０１７年8月、産学連携全国がんゲノムスクリーニング「**スクラム・ジャパン**」の**第2期プロジェクト**を開始すると発表しました。３００近い医療機関と、16の製薬企業が参加し、実施されています。

このプロジェクトは２０１９年3月までに、**肺がん２５００例**、**消化器がん３０００例**という、あわせて５５００例の登録をみこんでいます。対象となるのは、肺がんと大腸がんのほかに、**胃がん**、**食道がん**、**肝細胞がん**、**胆道《たんどう》がん**、**膵臓《すいぞう》がん**、**小腸がん**（**十二指腸がん**）、**虫垂《ちゅうすい》がん**、**消化管間質腫瘍**（ＧＩＳＴ）などとされます。

ここでは、治験の対象となる進行がんや未治療例の登録の推進と、新しい遺伝子解析システムによる対象遺伝子の追加と、検査期間の短縮などがめざされます。

消化器と腹部のがん患者を対象とするリキッド・バイオプシー

２０１８年3月15日、国立がん研究センターは消化器と腹部のがん患者を対象にして、リキッド・バイオプシーの臨床研究にはいったと発表しました。**73種類の遺伝子異常**を早期に解析するといっています。解析の結果は、約２週間でわかります。

すでに２００人の**大腸がん患者**を対象にした解析をはじめており、あと1年半のうちに**胃がんと食道がんの患者**もいれて、対象を２０００人に拡大する予定です。これによってリキッド・バイオプシーの有効性が証明されれば、患者にとって身体的負担のない生検の可能性が開かれ、適切なオーダーメイド医療が期待できるでしょう。

アメリカでは、多くの先端企業を中心に「**クリニカルシーケンス**」がおこなわれています。世界的にも急速に普及しているこのシステムは、数多くの遺伝子を診断できるパネルをもとにして、患者に最適の分子標的薬の選択を提案します。

現在の「スクラム・ジャパン」のゲノムスクリーニングでは、数多くの遺伝子変異をいっきょに解析するマルチプレックス診断薬を用いて、**いちどに１４０種類のドライバー変異の有無を確認**できるようになっています。この費用はじっさいには20～30万円かかりますが、患者に請求されることはありません。

がんが発生した臓器を、おなじ遺伝子異常で横断的にみようとする試みでは、おなじような治療効果があがるわけではないこともわかっています。さらに90％近くの患者は遺伝子解析だけでおわり、適切な治療薬がみつからない可能性もあります。

しかし、この方向はこれまでの流れから、避けることのできない方向でしょう。

４、わずかの血液でできるがんの早期発見法

90％近い確率で早期にがんを発見する方法

２０１７年11月、千葉県がんセンターは**血液中の微量の元素の濃度を測定することで、90％近い確率でがんを早期に診断できる方法**をみつけたと発表しました。

同年11月2日の毎日新聞によれば、これは千葉県がんセンター、神奈川県立がんセンター臨床研究所、同県伊勢原市の半導体メーカー「レナテック」が、経産省の助成をうけて共同研究した結果でした。

神奈川県立がんセンター臨床研究所によれば、血液中の微量元素の濃度が、がんによってちがうことに注目したそうです。受診者の血清中《けっせいちゅう》の**ナトリウム、マグネシウム、鉄、亜《あ》鉛《えん》など17種の元素の濃度を測定**し、それぞれの比率を算出することで、がんの有無とがんの種類を判定しようとしました。

膵臓《すいぞう》がん、大腸がん、前立腺がん、乳がん、子宮体がんという5種類のがんについて、がん患者９５０人と、がんでない５５０人の血清を集め、千葉側と神奈川側で微量元素の濃度を測定し、データを解析したそうです。

その結果は89%と83%となるなど、いずれも90%近い確率で診断できました。分析には既存の元素分析装置を利用し、試薬などの使用量も少なかったので、比較的安い経費ですんでいます。たった1日で、わずかな採血量で診断がついたので、受診者の身体的負担はほとんどありませんでした。

この検査では体内の元素を測定するだけなので、がんが形成されるまえでも診断することができます。３カ所のチームは全国から多くの血清を集め、検査対象を**胃がん、卵巣がん、肺がんにまで広げて、**２０１９年以降の実用化をめざしています。

マイクロRNA測定検査の実用化

現在の日本で、いちどに１７６種類のマイクロＲＮＡを解析し、14種のがんなどの検査をするシステムが実用化されています。広島大学発のベンチャー企業ミルテルが実施している「**ミアテスト**」です。

この検査では、マイクロＲＮＡが健常人の2倍以上の発現率を示す症例をとりあげて調べ、５段階にわけてリスクを評価します。数が多ければ多いほど、病気のリスクが高くなります。

ミアテストは**全国２４６カ所の医療機関で実施**されており、**膵臓《すいぞう》がん、卵巣がん、肝臓がん、大腸がん、胃がん、頭頸部《とうけいぶ》がん、食道がん、乳がん、前立腺がん**などに対応しています。このほかアルツハイマー型認知症などにも対応するそうです。

リスクのもっとも低い段階から病気の徴候をひろいあげ、リスクが高ければ再検査や、精密検査を勧めます。費用は一種のがんの検査で３万円とされていますが、施設によって費用や対応する病気にちがいがあるようです。
日本国内でも、ほかにいくつものリキッド・バイオプシーが研究中か、すでに実用化されています。

リキッド・バイオプシーの進展

2018年1月18日の「サイエンス」誌に、ジョンズ・ホプキンス大学シドニー・キンメルがんセンターの腫瘍学者で遺伝学者のパパドポラスが、「**キャンサーシーク**（CancerSEEK）」という検査法を発表しました。

このリキッド・バイオプシーでは、**肺がん、食道がん、胃がん、大腸がん、肝臓がん、膵臓《すいぞう》がん、乳がん、卵巣がん**という、もっとも中心的な8種類のがんについて、**16の遺伝子の突然変異と、8種類のタンパク質の放出を検知**しようとしました。

いいかえれば研究チームは、DNAとタンパク質を組みあわせる新しい血液検査法を検討したのです。パパドポラスの研究には、ジョンズ・ホプキンス大学発のベンチャー企業「フリーノーム」が協力しました。

CTCや血中循環腫瘍DNAが活用され、1〜2分間で解析されましたが、卵巣がんでは98％を達成したのに、乳がんでは40％の達成度にすぎませんでした。

ジョンズ・ホプキンスのチームは、さらに31種類のタンパク質の測定結果を追加することで、**大腸がん、膵臓がん、卵巣がんの原発巣《げんぱっそう》を、約80％の精度で確定**することに成功しています。

この研究にたいして、すでに紹介したがんの原因の66％はＤＮＡの複製エラーでおこるといった数学者のクリスチャン・トマセッティは、

「早期発見のスクリーニング方法はありません。ほかの画像検査で補完しなければならないでしょう」

と、ＢＢＣに語っています。

２０１８年2月、アメリカの臨床腫瘍学会（ＡＳＣＯ）で、ナンシー・バクスターは、

「リキッド・バイオプシーで早期の大腸がんが発見されやすくなり、根治の可能性が高くなるでしょう」

と発言しました。血流中のＣＴＣを測定する検査で、早期大腸がんを84～88％の確率で検出できることがわかったからでした。

専門家のあいだで、リキッド・バイオプシーに批判的な声がないわけではありません。それにリキッド・バイオプシーの展開が、新しい治療法や薬剤の開発に結びつかなければ意味がありません。それでも簡便さと精密さを求めて、この方向は世界中で追求されていくでしょう。

95・8％の精度でがんを発見する線虫

最近では、九州大学大学院理学研究院の廣津崇亮さんが開発した、リキッド・バイオプシーの一環としての**C・エレガンスという線虫**を利用した方法ほど、話題になったがんの早期発見法はないでしょう。

この方法では、**がんの発見率は95・8％という驚異的な精度**を示したばかりか、**0期と1期のがんさえ発見**することができたのです。

C・エレガンス（カエノラブディティス・エレガンス）は、土のなかに生息する全長1ミリの生物で、細胞数は約1万9000個しかありません。それなのに**イヌの1・5倍の1200種ものにおいをかぎわける分子**をもっています。

イギリスの生物学者シドニー・ブレナーが、この生物を生命現象の観察のためのモデル実験動物にしたのは、１９７０年のことでした。C・エレガンスは単細胞生物の大腸菌などを嗅覚《きゅうかく》でさがしだし、エサにして暮らしています。

発表されたところによれば、廣津さんはC・エレガンスの嗅覚について研究してきた研究者でした。佐賀県の伊万里有田共立病院の園田英人・外科部長が、胃にアニサキスがとりついた患者を治療した体験を廣津さんに伝えたのは、２０１３年のことだったそうです。

アニサキスとは、イカ、サバ、アジなどに寄生する体長2〜3センチの線虫の仲間で、これらのサカナを冷凍すれば死滅しますが、刺身で食べると人間の胃壁に食いこみ、激烈な痛みをひきおこすことがあります。

昔は胃を切り開いてアニサキスをとりだしていたのですが、いまでは内視鏡でみつけて、つまみだします。園田さんはこの治療中、**アニサキスが食いこんでいる箇所に、胃がんができていることに気づきました。**アニサキスはどうやらがんを好むらしいのです。

この発見を園田さんから聞いた廣津さんには、ひらめくものがありました。**C・エレガンスの仲間のアニサキスも、がんのにおいを好むらしいのです。**廣津さんはC・エレガンスがRAS《ラス》というがん遺伝子のタンパク質を、好むのかもしれないと考えました。

1滴の尿でがんを1時間半で診断

そこから廣津さんの実験がはじまりました。C・エレガンスはいちどに100〜400個のタマゴを生み、タマゴは4日で成長します。廣津さんは実験に適したこの生物で、約250のサンプルをつくりました。

がんのにおいは人間の血液や呼気《こき》にもふくまれますが、尿を利用できれば、いちばんかんたんです。

実験では50〜100匹のC・エレガンスを直径9センチのシャーレにいれ、シャーレの端に人間の尿を1滴おとします。**この人にがんがあれば、C・エレガンスは尿に近づきますが、がんがなければ反対側に逃げだします。**

尿が濃すぎると、C・エレガンスは反応しないので、尿を水で薄める必要があることもわかりました。

実験の結果は驚くべきものでした。95・8％の精度で、がんがあることがわかったのです。腫瘍マーカーにくらべて、なんという正確さでしょう。それに要する時間は、1時間半でした。

なかにはがんがあると判定されたのに、検査をしてもわからない人もいました。ところが１年以上もたってから、がんが発見されました。C・エレガンスはごく早期のがんさえ発見する嗅覚をもっていたのです。

２０１５年、廣津さんはアメリカのオンライン科学誌「プロス・ワン」に、この成果を発表しました。反響は絶大でした。しかし、１回の検査に要する経費は数百円と安いので、まともに採用する病院はありませんでした。

現在、廣津さんはベンチャー企業「**ＨＩＲＯＴＳＵバイオサイエンス**」をたちあげ、日立製作所と組んで実用化をはかっています。ベンチャー企業をたちあげたのは、企業まかせにしておくと、高い検査料を設定されかねないからでした。

いまのところC・エレガンスでは、がんが発生した部位がわからないので、そのあと画像検査などをしなければなりません。廣津さんは遺伝子組み換えでC・エレガンスの嗅覚を改変し、どこにがんがあるかわかるようにする工夫を重ねています。

5、324種類の遺伝子と2つのゲノムの塩基構成をいちどに測定

「ファンデーションCDx（F1CDx）」の認可

米国食品医薬品局（FDA）は２０１７年11月、**固形がんに関係する３２４種類のあらゆる遺伝子変異と、２つのゲノム塩基構成の変異をいちどに解析**できる「ファンデーション・メディシン社」の「**ファンデーションCDx**（F1CDx）」の販売を認可しました。

同時に、公的医療保険制度のひとつ**メディケード**にも、革新的な医療技術として認められ、メディケア・メディケード・サービスセンターから医療保険給付金の対象とする申請がだされました。

F1CDxは患者からとった固形がんの組織のDNAを調べ、固形がんを増殖する**EGFR、ALK**《アルク》**、BRAF**《ブラフ》**、KRAS**《ケーラス》**のような３２４種類の遺伝子変異**をいっきょに測定して、治療法をきめるための情報を医療側に提供します。**検査の検出能力は、96・6％の精度**だと発表されました。

この測定で**非小細胞肺がん**、**悪性黒色腫**《あくせいこくしょくしゅ》、**大腸がん**、**卵巣がん**、**乳がん**と診断された患者は、承認されている17種の治療薬のなかで、どれが効くかを知ることができます。

いまのアメリカにも、バイオマーカーの検査をうけることができないがん患者がたくさんいます。ところがＦ１ＣＤｘの承認によって、多くの患者が治療効果の高い治療法にたどりつけるようになると予想されています。

Ｆ１ＣＤｘは治療基準に合致する患者を特定するだけでなく、医療関係者に患者の遺伝子情報を提供し、個別化医療を推進することになります。つまり、プレシジョン・メディシンを進展させる大きなきっかけになるでしょう。

日本の網羅的がん遺伝子解析システム

アメリカ国立衛生研究所（ＮＩＨ）を中心とした米欧日のグループと、バイオベンチャーのセレーラ・ジェノミックス社がヒトゲノム（人間の全遺伝情報）を解読したと発表したのは、２００３年のことでした。

こうして１９９０年にはじまった「**ヒトゲノム解読計画**」は終了し、ヒトゲノムの数は**２万２２８７個**とされました。

それから14年たった２０１８年現在、がん医療を中心として、網羅的《もうらてき》がん遺伝子解析による**プレシジョン・メディシン**は世界中で進行しています。それは患者のがん組織をもとにして、がんに関連する遺伝子に異常がないかどうかを大量に調べ、個別化医療に移行しようとする流れです。

日本では、２０１５年に京都大学などが**ゲノム医療**を開始しました。翌１６年には、国立がん研究センター中央病院で、すでに紹介した「**トップ・ギア**」という臨床研究がはじまり、同センターと遺伝子検査のシスメックス社が開発した「**ＮＣＣオンコパネル**」が使われだしました。

ゲノム医療は、北海道大学、岡山大学、千葉大学、神戸市立医療センター中央市民病院などでもはじまっています。

ゲノム医療には90万円近い費用がかかります。シスメックス社が国内拠点で整備をすすめている「ＮＣＣオンコパネル」でも、試薬代だけで30万円かかるとされます。医療側の人件費を加算すると、自由診療では患者側の負担は軽くありません。

このため、体外診断用医薬品としての承認が申請されるとみられていますし、厚労省も保険を適用する遺伝子検査の範囲を広げるだろうと予測されています。

ゲノム医療の費用対効果はまだよくわかりませんが、効果のない投薬や副作用対策の経費がへれば、医療費全体の軽減につながるだろうと考えられています。なにより薬の副作用に苦しむ患者が少なくなり、元気で暮らせるようになればプラス効果は大きいでしょう。

がんゲノム医療中核拠点病院と連携病院

２０１８年３月30日、第３期がん対策推進基本計画にもとづいて、国立がん研究センター中央病院と東病院が「**がんゲノム医療中核拠点病院**」に指定されました。期間は２０１８年４月１日から、２０２０年３月31日までの２年間とされています。

中央病院の連携病院として９つの施設が指定され、東病院の連携病院としては６つの施設が指定されています。

検査にかかる費用は66万４０００円とされていて、うち20万円は研究費から支出されます。だから患者は46万４０００円を支払うことになりますが、それに見あう結果が手にはいる確率はどれくらいでしょうか。

ここで、がんゲノム医療が一般に、どのような流れにそって進行するのかをみておくことにしましょう。

（1）現在、かかっている病院の主治医に相談してから、「**がん遺伝子診断外来**」に予約します。同時に主治医に自分のがんについての「**診療情報提供書**」と、手術をうけているばあいは「**病理標本**」や、必要なら「**検査データ**」と「**画像データ**」を準備してもらいます。

（2）「**病理標本**」などを「**がん遺伝子診断外来**」に送り、指定の日時に「**がん遺伝子診断外来**」にいって、検査の説明をうけてから同意書にサインします。そのあと検査料を支払って、採血してもらいますが、検査は自費診療です。

（3）病院側は「**病理標本**」か、採取した**血液からＤＮＡをとりだし**、品質を確認してから、次世代シーケンサーにかけて遺伝子解析をして、報告書を作成します。

（4）臨床医や病理医などが会議を開き、報告書をもとにして治療方針を検討します。

（5）予約日に「**がん遺伝子診断外来**」にいくと、がん遺伝子解析の結果を説明され、治療の選択肢を提案されます。また実施中の治験に登録できるときは、治験を実施している病院を紹介されます。

図表31 がんゲノム医療連携病院一覧（2018年4月1日現在）

中央病院（東京都中央区築地5−1−1）との連携病院		
1	埼玉医科大学国際医療センター	埼玉県
2	千葉大学医学部附属病院	千葉県
3	国立成育医療研究センター	東京都
4	順天堂大学医学部附属順天堂医院	東京都
5	東京医科歯科大学医学部附属病院	東京都
6	日本医科大学付属病院	東京都
7	東京慈恵会医科大学附属病院	東京都
8	神奈川県立がんセンター	神奈川県
9	静岡県立静岡がんセンター	静岡県

東病院（千葉県柏市柏の葉6-5-1）との連携病院		
1	筑波大学附属病院	茨城県
2	千葉県がんセンター	千葉県
3	杏林大学医学部付属病院	東京都
4	聖マリアンナ医科大学病院	神奈川県
5	金沢大学附属病院	石川県
6	愛知県がんセンター中央病院	愛知県

がん遺伝子解析でなにがわかるか

がん遺伝子解析の大きなメリットは、自分の遺伝子異常がわかり、どうしてがんになったかが理解できることです。それとともに、国内で承認された治療薬についての情報を入手することができ、どの程度の効果を期待できるかがわかります。

同時に、国内で進行中の医師主導の臨床試験や、製薬会社主導の治験で、自分にあう治療薬が使われているかどうかもわかるでしょう。

最後に国内では未承認だが、海外で承認された治療薬があるのかどうかと、臨床試験中か治験中の治療薬があるのかどうかという情報も伝えてもらうことができます。

検査の結果をあるデータでみると、ＫＲＡＳ《ケーラス》変異をのぞく治療標的となる遺伝子変異がみつかる比率は、**悪性黒色腫《あくせいこくしょくしゅ》で75%**ととびぬけています。しかし**肺がんで50%**、**子宮体がんと甲状腺がんで40%前後**、**乳がんと大腸がんで30%前後**となっています。

それ以外の**頭頸部《とうけいぶ》がんと脳腫瘍《のうしゅよう》では20%程度**で、**食道がん、膵臓《すいぞう》がん、卵巣がんは15%程度**です。意外と低いという印象でしょう。

認識しておかなければならないのは、**がん遺伝子解析は治療医に役だちそうなデータを提供する**ための検査だということです。つまりがん遺伝子解析の結果が、治療医の判断より優先されることはありません。

じっさいには、**役にたつ医療情報がなにひとつ手にはいらないこともあります**。さらに検査の結果にしたがって治療をうけても、思ったほどの治療効果があがらないこともないわけではありません。

いくつもの施設の検査結果をみると、遺伝子異常に効果があると期待できる分子標的薬の治療をうけることができた患者は20％未満で、治験に参加できた患者は10％前後にすぎません。

最適の分子標的薬がなければ、これまで使われてきた抗がん剤を使うしかありません。

それではがん遺伝子解析は、たいした意味がないのでしょうか。医療関係者はそのようには考えないでしょう。

たいせつなのは治療医と患者が、自分のがんに、どんな遺伝子異常があるかを知っておくことであり、それが近い未来に、どのような展望を開くかわかりません。

第7章　がん医療の新しい領域をさぐる

1、免疫チェックポイント阻害剤

モノクローナル抗体とはなにか

本筋の免疫チェックポイント阻害剤《そがいざい》にふれるまえに、モノクローナル抗体《こうたい》を説明しておきたいと思います。

アルゼンチン生まれのセザール・ミルスタインが、イギリスで**モノクローナル抗体**を発見したのは、1975年のことでした。この発見がなんの役にたつのか、当時は見当もつきませんでした。

抗体とは**異物**（抗原＝ここではがんのこと）**を発見したリンパ球のB細胞**が、異物にとりついてやっつけようとするしくみです。人間のからだは受胎から10週間くらいで、自分と自分でないもの（異物）をみわける力をもつようになるといわれます。

B細胞は発生したときから、**IgM抗体**《こうたい》（免疫グロブリンM）というしくみを身につけています。B細胞はふだん血管やリンパ管のなかを浮遊《ふゆう》していますが、抗原《こうげん》（自分でないもの）をみつけると結びつき、無限に増殖してクローンをつくりだします。

抗体というのは、がん細胞と結合する糖《とう》タンパク質のことで、**糖タンパク質**とは、タンパク質をつくるアミノ酸の一部に、糖鎖《とうさ》が結合した化合物のことです。糖タンパク質は細胞膜、粘液、血清《けっせい》などに広く分布していて、動物の細胞の表面や細胞外に分泌されるタンパク質は、ほとんどが糖タンパク質です。

抗体は異常な遺伝子ががん細胞に送る、細胞増殖を命じる信号を遮断《しゃだん》します。こうした面で抗体の働きが有用であることがわかり、モノクロナール抗体が注目されるようになりました。

B細胞はまた、がんを攻撃する司令塔の**ヘルパーT細胞**に連絡し、攻撃の主役**キラーT細胞**に攻撃の目印を示す**抗原提示**《こうげんていじ》という働きをします。キラーT細胞はいつもはリンパ節にじっとしていますが、ひとたび動きだすと、これまた無限に増殖してがん細胞を攻撃します。

がん細胞を抑制する抗体

ほとんどのがん細胞は、正常細胞にない独特の目印をもっています。この目印に結びつく**抗体のコピー**（**クローン**）を人工的に大量につくりだせれば、増殖信号を遮断すると同時に抗原（がん）と結合するので、Ｔ細胞などが攻撃しやすくなります。

抗体は異物の性質にあわせてつくりだされるので、異物の性質にあわせて数知れない種類の抗体がありますが、**モノクロナール抗体というのは、１種類のＢ細胞がつくりだすただ１種類の抗体のコピーです。**

抗体の有用性がわかったので、コピーのモノクロナール抗体が人工的につくりだされました。ここでは「**モノ**」は「ただひとつの」を意味し、「**クロナール**」は「まじりっけのない集合体」を意味します。

ただひとつの目印（がん）と結合して、がんをやっつけようとする抗体を大量につくりだせれば、たしかに有効な医療薬を期待することができるでしょう。

すでに紹介した**ハーセプチン**は、こうしてつくりだされたモノクロナールの分子《ぶんし》標的《ひょうてき》薬《やく》でした。**HER2《ハーツー》陽性の乳がん患者や胃がん患者**に使われ、効力を発揮します。ハーセプチンの有効性は増殖信号を遮断するだけでなく、免疫のメカニズムを活気づけることにあります。

抗体のなかには、がん細胞の増殖にじかに関係しないものもありますが、それもまた活用されています。

リンパ球やほかの細胞の表面には、糖タンパク質でできたさまざまな分子が発現しています。こうした分子を、モノクロナール抗体が結合する抗原として区別することができます。モノクロナール抗体を使って、これらの抗原《こうげん》（糖タンパク質）を分類したものをCD（**表面抗体、表面マーカー**）と呼んでいます。

白血球の数に増減がみられるときや、免疫異常が感じられるときは、CDの検査をします。たとえば分子標的薬の**リツキサン**は、表面マーカーCD20**を標的とする抗CD20抗体**で、**悪性リンパ腫**に高い治療効果を示します。

いまでは抗体単独より、**アイソトープ（イットリウム90）を結合**させたり、細胞のなかで活性化する**毒素と結合させた抗体**のほうに、効果があることがわかっています。
イットリウムと結合させた分子標的薬の**ゼバリン**は、**難治性《なんじせい》の悪性リンパ腫**に使われます。これに効力があるのは、免疫療法と放射線療法の相乗作用のせいだと考えられています。ここから**免疫放射線療法という新しい考え方**が生まれました。

免疫チェックポイント阻害剤の衝撃

最近、免疫チェックポイント阻害剤のモノクロナール抗体**オプジーボ**ほど、話題になった薬剤はないでしょう。

理由は、開発したのが本庶佑・京都大学名誉教授で、開発に協力したのが大阪の中堅医薬品メーカー小野薬品工業だったこと、既存の抗がん剤が効かなくなった末期的な患者にも劇的な効果をあげること、そして驚異的な高額の製品だったことでした。

オプジーボが広く使われるようになった時点で、もっとも強い影響力をもつとされる医学誌「ニューイングランド・ジャーナル・オブ・メディシン」は、

「過去30年間で試みられた多くのがん免疫療法で、もっとも高い奏効率がある……１年以上もの長期間にわたって、再発しない患者もいる」

と書きました。世界的な反響の大きさがわかります。

オプジーボが２０１４年9月、小野薬品工業から発売されたとき、１００ミリグラムの価格は**72万９８４９円**でした。オプジーボは2週間おきに点滴で投与されますので、１年をとおして使うと**３５００万円**になりました。当時、アメリカでは30万円、ドイツでは20万円、イギリスではなんと14万円でした。どうして、これほどの差が生じたのでしょうか。

免疫チェックポイント阻害剤の開発には、２５００億円から３０００億円かかるとされています。オプジーボが日本で承認された時点で、対象となる**悪性黒色腫**《あくせいこくしょくしゅ》**（メラノーマ）の患者数は４０００人**でした。オプジーボの価格は、その患者数を根拠にして決定されたといわれます。

しかし２０１５年12月、適用範囲が**非小細胞肺がんにまで拡大**されると、薬価の高さが問題になりだしました。

日本の肺がんの患者は年間に13万人以上出現し、8万人近くが亡くなります。このなかに手術不能の非小細胞肺がん患者が何人いるかわかりませんが、使用希望者を5万人として計算すると、たった１種の薬で年間に１兆７５００万円の薬代が必要になります。

２０１６年には、オプチーボが**腎細胞《じんさいぼう》がん**と**ホジキンリンパ腫**に、１７年には**頭頸部《とうけいぶ》がん**と**胃がん**に効果があることが証明され、つぎつぎに承認されました。

２０１６年10月、政府の経済財政諮問《しもん》会議は、薬価を50％引きさげるべきだと主張しました。半額でも36万５０００円ですから、アメリカよりも高い薬価になります。２０１８年４月、さらに約20％の再引きさげがはかられ、１００ミリグラムが27万８０２９円になっています。

オプジーボができるまで

１９９０年代はじめには、Ｂ細胞やＴ細胞をふくむ免疫細胞に、事前に自然死（アポトーシス）が組みこまれている理由がわかりませんでした。９２年に、はじめて自然死にかかわる分子が発見され、**ＰＤ－１**（Programmed cell death-1）と名づけられました。

さらに研究をすすめると、ＰＤ－１はＴ細胞の表面に広く発現していることがわかりました。つまり、ＰＤ－１は**免疫反応でキラーＴ細胞の作用を抑制して（免疫をチェックポイントして）**、働きすぎないようにするブレーキ役をはたしていたのです。

免疫細胞が働きすぎると、リウマチや膠原病《こうげんびょう》のような自己免疫疾患にかかるリスクがあります。ＰＤ－１は自己免疫疾患を防ぐ自然のしくみでした。

いっぽう、がん細胞のほうは攻撃されないようにするために、ＰＤ－Ｌ１という分子をだしてＰＤ－１と結合させ、**Ｔ細胞のブレーキを「オン」**にしていました。せっかく出動したキラーＴ細胞もこれで働きを中止し、浮遊《ふゆう》した状態で死滅するしかありません。

オプジーボはキラーＴ細胞のＰＤ－１という分子にたいするモノクロナール抗体（チェックポイント阻害剤）として作用するので、「抗ＰＤ－１抗体」と呼ばれます。キラーＴ細胞のブレーキを「**オフ**」にして、攻撃力を発揮させようとするわけです。

抗ＰＤ－１抗体の製薬化を考えた本庶先生は、２００２年、大阪の小野薬品工業に協力を求めました。しかし、免疫チェックポイント阻害剤を製品化するには、高い技術力と巨大な設備が必要になります。小野薬品工業の経営陣は国内の10社以上の大手製薬会社に協力を求めましたが、好ましい反応はありませんでした。

そこで本庶先生は、アメリカのバイオテクノロジー会社メダレックスに話をもちかけました。メダレックスはヒト型の抗体をつくる技術と特許をもっていました。

こうしてオプジーボを実現したメダレックスは、２００９年、ブリストル・マイヤーズスクイブ社に、24億ドルで買収されました。

オプジーボの効果と問題点

オプジーボがすぐれているとされたのは、**がんの種類を問題にしない**ことでした。つまり、広い範囲のがんに効果があるということでした。

また、従来の抗がん剤や分子標的薬にくらべて**副作用が少なく、末期の患者にも効きはじめると、ずっと効力を持続する**とされました。しかも、いちど中止しても、**再発すれば再投与できる**というすばらしさでした。

しかし、オプジーボが使われだしてから４年たった現在、効果があるのは20～30％程度だといわれます。効果があるかどうかは、じっさいに使ってみなければわからないということでしょう。

一般の抗がん剤は、20％の効果があることが証明されれば認可されるのですから、この奏効率《そうこうりつ》をとくに問題にすることはないでしょう。延命効果のほうは、平均して２カ月だといわれます。

金沢医科大学の友杉直久・名誉教授は、

「**免疫系に依存するがん治療法が、100%の効果をあげることはありません**」

といわれています。あらゆる人がおなじ免疫システムをもつことはありえませんし、免疫自体がつねに定常《ていじょう》状態にあるわけではありません。それにがんのほうも、切りぬける隘路《あいろ》をつくりだすのかもしれません。

副作用のほうでは、**劇症《げきしょう》1型糖尿病、甲状腺《こうじょうせん》機能障害、大腸炎、間質性《かんしつせい》肺炎、重症筋《きん》無力症《むりょくしょう》**など、がん専門医が経験したことのない副作用がでています。

2017年2月、**オプジーボ**の投与をうけた子宮頸がんの59歳の女性に、甲状腺機能低下がみられ、分子標的薬のアバスチンでなんとか疾患制御《しっかんせいぎょ》ができました。また、**オプジーボ**の投与で大腸炎が悪化して腹痛がひどくなり、最終的に亡くなった患者もいます。

同年9月、べつのチェックポイント阻害剤**キイトルーダ**の投与を9月6日にうけた79歳の肺腺がん患者は、20日後の9月26日に肺炎にかかり、あっけなく死亡しました。

翌9月27日の朝日新聞によれば、呼吸器内科の弦間昭彦・日本医科大学学長が組織した第三者委員会は、16年3月までにオプジーボを使った肺がん患者のうち、1005例を解析し、間質性肺炎のような重い副作用が145例(14%)あったと発表しました。弦間先生は、

図表32 免疫チェックポイント阻害剤の種類（2018年7月現在）

作用機序	一般名	製品名	社名
抗PD-1抗体	ニボルマブ	オプジーボ	ブリストル・マイヤーズスクイブ（アメリカ）／小野薬品工業
	ペムブロリズマブ	キイトルーダ	メルク（アメリカ）
抗PD-L1抗体	アベルマブ	バベンチオ	ドイツ・メルク／ファイザー（アメリカ）
	アテゾリズマブ	テセントリク	ロシュ（スイス）／中外製薬
	デュルバルマブ	インフィンジ	アストラゼネカ（イギリス）
抗CTLA-4抗体	イピリムマブ	ヤーボイ	ブリストル・マイヤーズスクイブ（アメリカ）／小野薬品工業
	トレメリムマブ	―	アストラゼネカ（イギリス）

「従来の薬にくらべて、重篤《じゅうとく》になる頻度《ひんど》はあまりかわらないが、致死的な副作用は少なくて、多様です」

と話されています。

免疫チェックポイント阻害剤の種類

2018年4月現在、世界で発売されている**免疫チェックポイント阻害剤**は、上の7種類です。なかには日本で未承認の製品もありますが、いずれ承認されると思われます。

キラーT細胞とがん細胞のあいだに作用する**免疫チェックポイント分子**は、T細胞側のPD－1とがん細胞（抗原提示細胞）側のPD－L1のほか、T細胞側のCTLA－4と樹状《じゅじょう》細胞のB7（CD80／CD86）など何種類か発見されています。

樹状細胞というのは免疫細胞のひとつで、からだのなかを浮遊していて異物（がん）をみつけると、その特徴をB細胞やT細胞に伝えます。するとB細胞が動きだし、ついでT細胞が活動をはじめます。つまり樹状細胞はメッセンジャー役をつとめます。

キラーT細胞のブレーキを「オフ」にする**抗PD－1抗体**としては、「**オプジーボ**」のほかに**アメリカ・メルク社の「キイトルーダ」**があり、反対にがん細胞のスイッチを「オフ」にする**抗PD－L1抗体**としては、**ドイツのメルク社とアメリカのファイザー社の「バベンチオ」**、**スイスのロシュと中外製薬の「テセントリク」**、**イギリスのアストラゼネカ社の「インフィンジ」**があります。

キラーT細胞に作用するべつの「**抗CTLA－4抗体**」としては、**ブリストル・マイヤーズスクイブ社の「ヤーボイ」**があり、**アストラゼネカ社も「トレメリムマブ」**を開発しています。

キラーT細胞ががん細胞を攻撃するとき、**樹状細胞のB7**というタンパク質と結合すると、抑制されて働かなくなります。そこでCTLA－4**と結合してB7との結合を防ぐの**

図表33　免疫チェックポイント阻害剤の作用機序

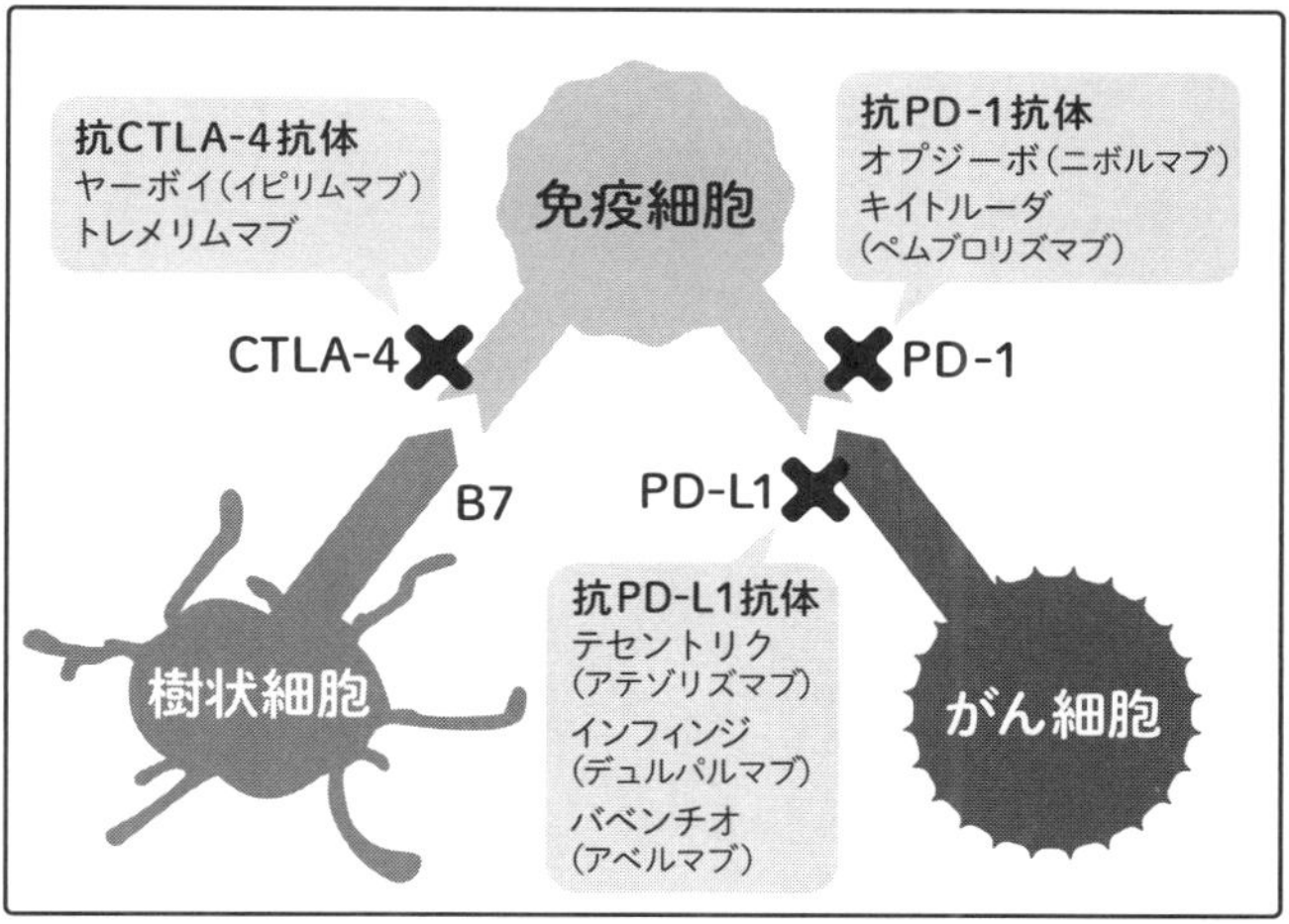

が、**抗CTLA‐4抗体**の役割です。

免疫チェックポイント阻害剤の展開

ここでは免疫チェックポイント阻害剤のひとつひとつに立ちいりませんが、2017年9月、アメリカで**悪性黒色腫《あくせいこくしょくしゅ》にたいする抗PD‐1抗体のオプジーボと、抗CTLA‐4抗体のヤーボイの併用療法**が申請されました。両方を3週間隔で4サイクル使用し、そのあとオプジーボを2週間隔で使用するレジメンです。

2018年1月には、**腎《じん》細胞がん**にたいしても、この併用療法が申請されました。

非小細胞肺がん、小細胞肺がん、頭頸部《とうけいぶ》が

ん、**胃がん**、**悪性胸膜中皮腫**《きょうまくちゅうひしゅ》にたいしても、臨床試験が進行しています。

同年4月16日、米食品医薬品局（ＦＤＡ）は、**未治療で、予後が中程度の悪さか不良の進行性腎細胞がんにたいして、オプジーボとヤーボイの併用療法を承認**しました。

免疫チェックポイント阻害剤は、がん細胞に特定のゲノム異常がある症例ほど効果があるといわれます。こうした特定のゲノム異常をバイオマーカーとして、対象患者を選ぶ時代がくるかもしれません。

２０１８年3月、**キイトルーダは日本で、マイクロサテライト不安定性**（**MSI‒High**）の**固形がん**にたいする効果で承認を申請しました。マイクロサテライトとは、ＤＮＡの反復配列（マイクロサテライト）が正常細胞と異なっている状態です。

MSI‒Highは**胃がん**、**大腸がん**、**転移性大腸がん**、**膵臓**《すいぞう》**がん**、**子宮内膜がん**にもっとも多くみられますが、**乳がん**、**前立腺がん**、**膀胱**《ぼうこう》**がん**、**甲状腺がん**にもみられます。これが承認されれば、さまざまな臓器のバイオマーカーとして、日本国内ではじめての承認となります。

２０１７年12月、ジョンズ・ホプキンス大学シドニー・キンメルがんセンターの研究者は、27種のがんを分析した結果として、**遺伝子変異が多ければ多いほど、免疫チェックポイント阻害剤の奏効率が高くなる**と発表しました。この研究がすすめば、今後の臨床試験の指針になるかもしれません。

２０１７年1月、京都大学の本庶佑・名誉教授らの研究チームは、マウスの実験で、細胞のなかにある**ミトコンドリアを活性化する薬をオプジーボに併用すると、キラーT細胞のがんを攻撃する力が強くなる**と発表しました。

ミトコンドリアとは、細胞内のエネルギーをつくる細胞小器官で、独自のＤＮＡをもって分裂します。このように免疫チェックポイント阻害剤の可能性を切り開く研究はこれからです。

２、近赤外線光免疫療法（ＮＩＲ－ＰＩＴ）にたいする期待

抗体とＩＲ７００を結びつけた発想

米食品医薬品局（ＦＤＡ）は、２０１６年４月、**近赤外線光免疫療法**（ＮＩＲ－ＰＩＴ）**を認可**しました。これはアメリカの国立衛生研究所の小林久隆・主任研究員のチームが、２０１１年11月に「ネイチャー・メディシン」誌に発表したがん治療法でした。

人間のからだでは、キラーＴ細胞が働きすぎないようにする**制御性《せいぎょせい》Ｔ細胞**が、免疫反応を調整しています。がんが増殖しつづける理由のひとつは、がんのまわりに制御性Ｔ細胞が集まって、キラーＴ細胞の働きを抑制していることにあると考えられています。

研究チームは制御性Ｔ細胞に結合する抗体に、電波より波長の短い近赤外線をあてると反応する化学物質をくっつけて体内に送りこみ、制御性Ｔ細胞を破壊する方法を考えだしました。ここでは抗体は、ＩＲ７００をがん細胞に送りこむ役割をします。

抗体にくっつける化学物質には、フタロシアニンと呼ばれる「ＩＲ７００」という色素

が選ばれました。ＩＲ７００は近赤外線の光エネルギーを吸収して化学反応をおこし（発熱し）、がん細胞を破壊するよう設計されました。

この抗体と光吸収体の接合体は近赤外線をあてられても、標的とする制御性Ｔ細胞の分子に結合していなければ化学反応をおこしません。しかし、ひとたび近赤外線に反応すれば、がん細胞は急速に膨張し、破壊されて壊死《えし》するにいたります。細胞膜が破れれば、どんな細胞も生きていくことはできません。

マウスによる実験の驚異的成果

抗体と光吸収体の接合体はブルーの液体とされ、静脈注射かカテーテルで体内に注入されます。チームは**肺がん、大腸がん、甲状腺がんを発症させた70匹のマウス**に接合体を注入し、体外から近赤外線をあてました。なかには、おなじがんが４カ所にできたマウスもいました。

その結果、**たった1日で、すべてのマウスのがんが消失**しました。近赤外線をあてた10分後に制御性Ｔ細胞が大きく減少し、キラーＴ細胞が攻撃をはじめたと考えられました。

注目すべきは、１カ所に近赤外線をあてただけで、**遠くに転移していたがんも消えてし**

まったことでした。これは攻撃力を身につけたキラーT細胞が、血流にのって全身にいきわたるせいと、破壊されたがん細胞の破片が、全身に免疫反応をおこすせいだろうと思われました。

免疫機能が活発になりすぎると、自己免疫疾患がおきて、自分の臓器や組織に障害をおこすリスクがないかと心配されました。しかし実験を重ねた結果、その心配がないことが証明されました。

2012年、オバマ前大統領は一般教書演説で、この画期的な治療法にふれ、世界のがん患者に大きな希望をあたえました。アメリカで治験がはじまったのは、3年後の2015年のことでした。

翌16年、研究チームのスタッフは、

「3年後に人間を対象とした臨床試験をはじめたい」

と発表しました。

がんの80～90％を治せるようにしたい

2017年10月、欧州臨床腫瘍学会で、アメリカのラッシュ大学医療センターなどが国内で実施した、最初の治験の結果が発表されました。**８人の頭頸部《どうけいぶ》がん患者のうち、７人のがんが縮小した**ことがわかりました。

７人の末期の頭頸部がん患者が参加したトマス・ジェファーソン大学の結果では、**４人のがんが完全になくなり、**ひとりは治療中とされました。のこりのひとりは治療が効きすぎて、血管をまもる細胞がなくなり、浮きだした頸動脈《けいどうみゃく》が破れて亡くなりました。もうひとりは骨髄のなかまでがんが浸透していて、治療効果がなかったとされました。

９人の患者が参加した安全性の確認を目的とした治験では、手術や放射線で治らなかった頭頸部がん（舌がんと咽頭がん）の患者が対象とされました。

薬剤の量をおとし、赤外線の照射も１回だけにした治療では、**３人のがんが完全に治り、１年**後も元気で生存していました。あとの４人はがんが小さくなり、ひとりはがんの大きさに変化がなかったのですが、そろって亡くなったと発表されました。治療困難な患者のなかで、３人も根治したことはすばらしいとうけとめられました。

２０１５年からはじまったアメリカの治験では、高い効果が確認されました。公表されたデータでは、15人の患者のうち、14人のがんが30％以上縮小し、そのうちの７人が亡くなっています。

重ねられる改革の方向

近赤外線光免疫療法は、完成された治療法ではありません。深いところにあるがんにどう対応するか、既存の化学療法と併用できるかなど、研究すべきテーマは少なくありません。

近赤外線免疫療法の最大のメリットのひとつは、制御性T細胞を攻撃目標とするため、がん細胞をねらい撃つ多様な抗体をつくらなくてもいいことです。がん細胞は数知れない抗原をもつので、抗体もまた数知れないと考えられています。

それでも研究チームは制御性T細胞だけでなく、がん細胞も同時にやっつけられるしくみを考えています。がん細胞の表面に結びつく抗体を使って、がん細胞をピンポイントでやっつけられないかというのです。

現在のところ、抗体は1種類しか使っていませんが、利用できる20種類の抗体があることがわかっています。このうち10種類の抗体を利用できれば、80～90％のがんを治せると予想されています。小林さんは**末期がんにも効果がある**といっています。

２０１６年3月、「オンコターゲット」誌に掲載された研究チームの論文で、近赤外線免疫療法がもっぱら**メソテリン**を発現しているがん細胞を攻撃することが明らかにされました。

メソテリンとは、**膵臓**《すいぞう》**がん、卵巣がん、悪性中皮腫**《あくせいちゅうひしゅ》**のような悪性度の高いがんのがん細胞の表面に、多く発現するタンパク質**です。この発表によって、近赤外線光免疫療法の広い可能性が予見されました。

併用療法については、現にアメリカで**初発性頭頸部**《とうけいぶ》**がんの患者**を対象にして、**ＩＲ７００と、抗ＥＧＦＲ抗体のアービタックスとの接合体**を検証する試験がはじまっています。ＥＧＦＲは広く食道がん、胃がん、大腸がん、胆道がんの表面や、一部の膵臓がんなどの表面にもあります。

近赤外線はテレビのリモコンなどにも使われている身近な電波で、人体に無害ですが、これまで治療に使われたことのない波長の光です。だから、さらなる安全性の確認が必要でしょう。また、人種の差による思わぬ副作用がおきないかも確認の必要があります。

日本でもはじまる治験

日本でも近赤外線光免疫療法が、２０１８年３月から実施されています。実施施設は千葉県柏市の国立がん研究センター東病院で、当分は**標準治療法のない、再発した頭頸部扁**《へん》

平上皮《へいじょうひ》がんの患者が対象です。

この治療法が実用化されれば、患者は病院にいって、IR700と抗体の接合体の注射をうけるだけで帰宅すると予想されています。つまり、入院の必要さえありません。翌日、病院にいって、近赤外線をあててもらえば、1～2分でがん細胞がこわれはじめます。近赤外線の装置は、いちど設置すれば何回でも使えます。治療費は保険外でも、100万円程度ではないかといわれます。

なにしろ、がん患者は待っていることができません。近赤外線光免疫療法が、1日も早く治療の場に登場することが望まれます。

3、遺伝子医療が予見させる可能性

急性リンパ性白血病とはどんな病気か

2012年、アメリカのエミリー・ホワイトヘッドという7歳の少女に、世界の関心が集まりました。**難治性**《なんじせい》**の急性リンパ性白血病**にかかった彼女には、抗がん剤も使えず、骨髄移植《こつずいいしょく》もできませんでした。

彼女はペンシルベニア大学のカール・ジューン教授らによる、新しいＣＡＲ‐Ｔ（カーティー）**細胞療法**をうけることになりました。ＣＡＲ‐Ｔとは、スイスの大手製薬会社ノバルティス・ファーマーが、ペンシルベニア大学と提携して開発した「**キムリア**」という治療法でした。

人間の骨髄《こつずい》のなかには、血液細胞のもとになる**造血幹細胞**《ぞうけつかんさいぼう》**（多能性幹細胞）**があり、それがふた手にわかれて成長します。ひとつは**赤血球、血小板、白血球**に成長し、もうひとつは**Ｂ細胞やＴ細胞などのリンパ球**になります。

白血病とは造血幹細胞が分化・成長する途中のどこかで、がん化する病気です。ひとたびがん化がおきると、未熟な異常細胞がはげしく増殖したり、寿命のない異常細胞が生きつづけたりして、正常な血液細胞のバランスがくずれます。

造血幹細胞が分化のどの過程でがん化するかによって、白血病には数多くの種類がありますが、がん化した血液成分の種類によって、**骨髄性**とリンパ**性**にわかれます。そしてリンパ性白血病には、**急性リンパ性白血病**と**慢性リンパ性白血病**があります。

エミリーさんの急性リンパ性白血病では、白血病細胞が急速に増殖し、1兆個になると1〜2キロの重さになるといわれます。症状では顔色が悪くなり、動悸《どうき》や息切れがおきて疲労感がでてきます。

急性リンパ性白血病では、白血病細胞の増殖が速く、ときには週単位か日単位で進行します。造血幹細胞移植を予定して治療をすすめますが、急性リンパ性白血病では、長期生存率が低いのがむずかしいところです。

日本では、年に600人が発症《はっしょう》し、発症のピークは3〜5歳ですが、成人がかかることもあります。分子《ぶんし》標的薬《ひょうてきやく》と抗がん剤の併用療法や骨髄移植《こつずいいしょく》で治療しますが、骨髄移植後に再発すると、有効な治療法はありません。

CAR-T《カーティー》細胞療法の驚異

CAR-T細胞療法をうけたエミリーさんは、いま12歳になっています。5年たったいまも、再発のリスクはないといわれます。スイスのノバルティスが実施した急性リンパ性白血病患者にたいするCAR-Tの治験では、83％が寛解《かんかい》にたっしました。

図表34 **造血幹細胞が分化する仕組み**

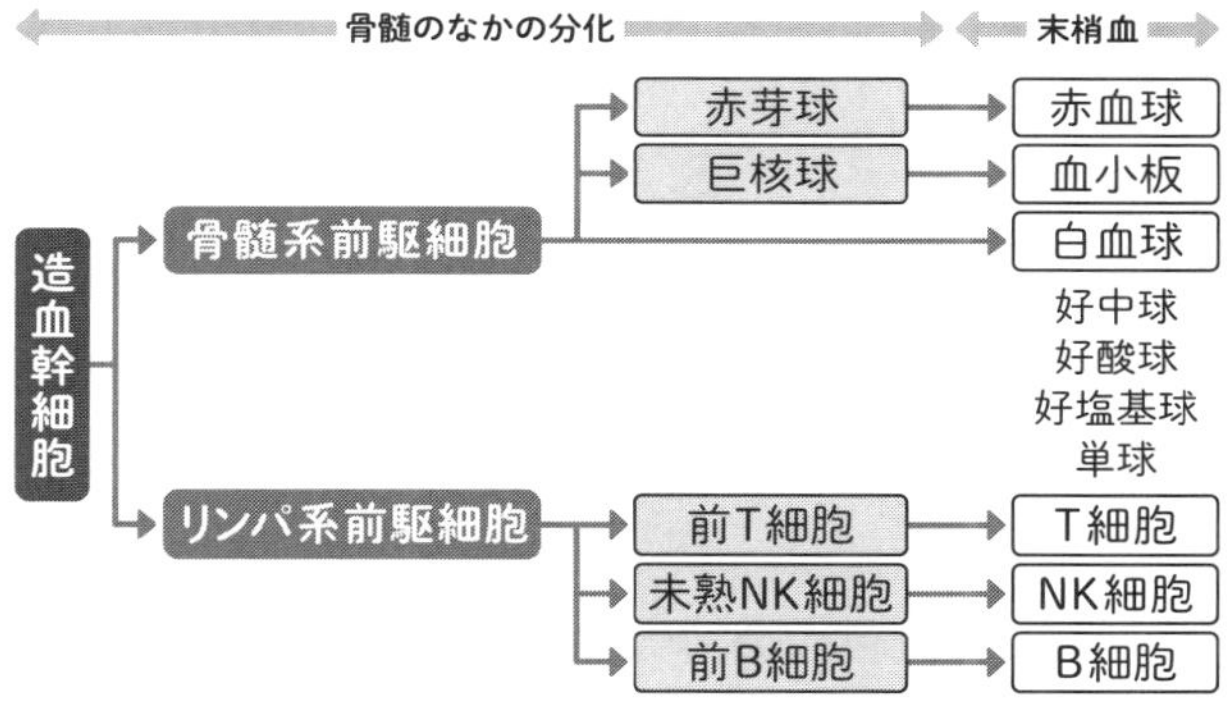

※白血球には、顆粒球（好中球、好酸球、好塩基球）、単球（マクロファージ、樹状細胞）、リンパ球（Ｔ細胞、ＮＫ細胞、Ｂ細胞）があり、リンパ球も白血球です

図表35 **白血病の分類**

急性白血病	急性骨髄性白血病
	急性リンパ性白血病
慢性白血病	慢性骨髄性白血病
	慢性リンパ性白血病

寛解とは一見して、がん細胞がみつからない状態です。米食品医薬品局は２０１７年８月、ＣＡＲ－Ｔを**25歳以下の急性リンパ性白血病**に承認し、10月には**びまん性大細胞型Ｂ細胞リンパ腫の成人患者**に承認しました。

ＣＡＲ－Ｔは米臨床腫瘍学会（ＡＳＣＯ）の年間報告書で、「**年間をつうじて、もっとも大きな進歩**」とされました。

２０１７年12月、

MDアンダーソンがんセンターは、**FDAがはじめて成人リンパ腫に承認したCAR－T「キムリア」の治験結果を発表**しました。治験に参加した3期と4期の108人の再発患者か難治性《なんじせい》の患者のうち、99％にたいして薬剤が製造され、91％に投与されました。

患者のT細胞をとって投与するまでに、平均で17日かかったそうですが、これは**進行の速い大細胞型B細胞リンパ腫の患者**にとって、比較的短い所要時間でした。

その結果、**82％の患者に奏効がみられ、56％の患者からがん細胞が完全に消えていました。**治療の15カ月後にも56％の患者が生存し、そのうちの一部は2年後にも寛解をつづけていたそうです。

べつのCAR－Tを開発したカイト・ファーマは、1兆34億円で、ギリアド・サイエンシズに買収されました。

キメラをつくるのがポイント

CAR－Tとは、遺伝子改変技術を生かした治療法です。それは患者のからだからT細胞をとりだし、白血病細胞の表面にある「**CD19」という抗原**《こうげん》を認識する高度な能力をもつモノクロナール抗体と接合して、点滴で体内にもどす治療法を意味します。

ＣＡＲとは「**Chimeric antigen receptor（キメラ抗原受容体）**」の頭文字をとった略符号で、「**キメラ**」とは、頭がライオン、胴がヤギ、しっぽがヘビというギリシア神話の怪物「キマイラ」からでた用語です。

この表現のとおり、ＣＡＲ《カー》－Ｔ《ティー》では抗原の認識能力の弱いＴ細胞に、遺伝子操作で認識能力をもつ遺伝子を結合させています。これまでも血液から単球をとりだし、培養してから体内にもどす免疫療法や、Ｔ細胞をとりだし、増殖してから体内にもどす免疫療法がありましたが、ほとんど効きませんでした。

ＣＡＲ－Ｔでは過剰な免疫反応がおきて、発熱、呼吸不全、低酸素症などになることがあり、正常なリンパ球も攻撃をうけて減少する副作用もおきています。しかし副作用のグレードは低く、一般に２週間以内に回復しました。

いまではＴ細胞とキメラ抗原受容体《こうげんじゅようたい》を接合することが、がん医療の大きな流れのひとつになっています。

高すぎる治療費という問題

キムリアのもうひとつの問題点は、**１回あたりの治療費が約５３００万円もかかること**

です。**ＣＡＲ－Ｔ細胞**をつくるには、拒絶反応がおきる他人のＴ細胞を使えないので、患者のＴ細胞を使うしかなく、このため大量生産ができません。しかも経費と時間がかかるので、高くなるのもむりのないところがあります。

ノバルティスは、アメリカでは一部の公的保険の加入者に、ＣＡＲ－Ｔの効果がでたときにかぎって、患者に経費を負担させるシステムをとっていますが、高額になるいっぽうのがん医療には、大きな問題があるというしかありません。この流れがつづくと、おカネがなければ命が助からないことになりかねません。

世界の医薬品業界では、高くなるばかりの製品にたいして反省がおきています。日本でも設計図ができている薬剤には、低分子化学に属するものがあり、画期的な製品の出現も遠くないように思われます。

日本では遺伝子治療が副作用で問題になったせいで、**ＣＡＲ－Ｔ細胞療法**にあまり関心がもたれませんでした。バイオ研究支援企業・タカラバイオ以外、臨床研究を推進した企業はありませんでした。

タカラバイオは２０１４年から自治医大と協力して、**悪性リンパ腫を対象**に臨床研究をすすめてきました。**名古屋大学と信州大学**も、**キムリア**とはべつの方法でＣＡＲ－Ｔ細胞をつくりだし、**急性リンパ性白血病の臨床研究**をはじめる予定です。

注目されるのは、**山口大学**が２０１８年３月のアメリカの科学誌「ネイチャー・バイオテクノロジー」電子版に発表した、**肺がんなどの固形がんに効果を示すＣＡＲ－Ｔ細胞療法の新方式**でした。

山口大学の玉田耕治・教授らの研究チームは、遺伝子操作でＴ細胞にがん細胞の表面にある特定のタンパク質に結びつく分子を接合し、さらにＴ細胞を活性化する「**インターロイキン７」と「ＣＣＬ19」という生理活性物質を導入した**といっています。

がんにかかった患者の体内では、免疫細胞は勢いを弱める傾向があるので、研究チームの発想には魅力があります。マウスの実験では、**ほぼすべてのがんが消失し、４カ月以上生存**しました。それらのマウスにがん細胞を再移植しても増殖せず、もともとマウスの体内にあった免疫細胞も活性化したとされました。

「クリスパー・キャス９（CRISPER-Cas9）」の可能性

「**ゲノム編集**」とか「**クリスパー・キャス９**《ナイン》」という用語を、あちこちでみかけるようになりました。「**クリスパー**」というのは、細菌がウイルスから身をまもるためのＤＮＡの反復配列です。

細菌はウイルスに感染されると、死ななければなりません。それを防ぐために、感染されたときに、ウイルスのＤＮＡの一部をとりこんでいたのです。**クリスパー**は過去に細菌がウイルスに感染したときに、再感染を予防するためにとりこんだウイルスの遺伝子の断片でした。

細菌はウイルスのクリスパーを目印として「**キャス９**《ナイン》」**という酵素**《こうそ》を使い、ウイルスのＤＮＡを切断して、自分のものにしていました。つまり侵入してきたウイルスのＤＮＡをバラバラにし、特定の塩基配列の断片を自分のゲノムにとりこんでいたのです。

これまで農作物や飼育動物を改良するときに、遺伝子組み換えという技術が使われてきました。遺伝子組み換えでは、ある生物の有用な遺伝子をべつの生物に組みこむときに、遺伝子のベクター（運び役）としてウイルスや細菌を使いますが、遺伝子組み換えは難度の高い技術です。

ところが**クリスパー・キャス９**は、だれにでもできる正確な技術にしたことに大きなメリットがありました。１９８７年、はじめてクリスパーを発見したのは、九州大学大学院農学研究院に所属する石野良純・教授でした。

スウェーデン大学のエマニュエル・シャルパンティエと、カリフォルニア大学バークレー校のジェニファー・ダウドナが、**クリスパー・キャス９をゲノム編集に応用できること**に気づいたのは、２０１２年になってからでした。世界はいま、この技術に熱中しています。

クリスパー・キャス９のじっさい

近畿大学水産研究所は２０１４年の春から、このゲノム編集技術を応用したマダイの養殖にとりくんできました。

この技術では、冷凍保存しておいた**クリスパー・キャス９**を解凍し、顕微鏡をのぞきながら、ガラス製の細い針で、マダイの受精卵が分割をはじめるまえに注入します。ねらいは「**ミオスタチン**」という、筋肉の生育をコントロールするタンパク質の遺伝子を破壊することです。

マダイは頭や内臓が大きいらしく、**１**キロでも食用になる部分は４００グラムしかありません。しかも成長するまでに3年もかかるそうです。ミオスタチンを破壊する目的は、生育期間を早めて6カ月にし、肉質部分を多くすることですが、こうして育ったマダイの肉質は柔らかくて、おいしいといわれます。

クリスパー・キャス9はがん医療に応用できるか

クリスパー・キャス9というゲノム編集技術は、人間の遺伝性のがんを防ぐのに使えるのでしょうか。たとえば、**がん抑制遺伝子**「ＢＲＣＡ《バーカ》１」と「ＢＲＣＡ２」の**変異体**は、家系的にうけつがれ、乳がんと卵巣がんの原因になるとされています。

この変異を消去するには、人間の生殖領域にたちいり、受精卵が分割をはじめるまえに**クリスパー・キャス9**を注入しなければなりません。ここで生じる倫理的問題より、どんなリスクがおこるかわからないので、実現は容易でないでしょう。

ｉＰＳ細胞（**人工多能性幹細胞**）は生殖領域の根源にかかわらないだけに、病気の治療に関するさまざまな可能性が予感されます。

たとえば認知症や心の病気にかかった人の脳から、神経細胞をとりだして調べれば、病気にかかわる分子がわかるかもしれません。しかし、そんなことは不可能でしょう。ところがｉＰＳ**細胞を使って、その人の脳の神経細胞をつくりだせば、**この問題は解決できるかもしれません。

現にｉＰＳ細胞を使って、パーキンソン病や膠原病《こうげんびょう》や糖尿病のような、さまざまな病気の治療法や薬剤の研究がすすめられています。

とはいえゲノム編集の手法は多様化しています。いまではＤＮＡを切断しないで、**塩基をひとつひとつ置き換える編集技術**が開発されています。１個の塩基の変異でおこる病気を、治療できる方法が開発されるかもしれません。

ゲノム編集技術を応用して、人間の１万８０００個の遺伝子のそれぞれの働きをとめ、がんの増殖に関係する遺伝子の働きをつきとめる技術も、イギリスで実現しています。この技術によって、がんの新しい治療薬が開発されることが期待されます。

第8章
追いつめられた患者にいまなにができるか

1、がん難民はいなくなったか

がん難民はいまもへっていない

1970年代や80年代には、それ以前とおなじく、大病院からみすてられたがん患者があふれていました。メディアでは、いつしか「**がん難民**」という表現が使われるようになりました。そういう人たちには、じっさいに治療する方法がありませんでした。

「**がん難民＝死んでいくしかない人たち**」という定式がなりたちました。しかし、人間はおめおめと死を待つわけにはいきません。とくに患者が若くて、頼りにされる家族がいるときには、必死の努力を重ねるしかありませんでした。

そうした情勢を敏感にキャッチして、「高濃度ビタミンC点滴療法」や、さまざまな高額の「免疫療法」が氾濫《はんらん》しました。しかし、いずれにも明確な科学的根拠がなく、高額の治療費を支払った家族にうらみがのこりました。

それから半世紀近くたち、がん医療が長足の進展をとげている現在、がん難民はいなくなったのでしょうか。悲しいことに、がん難民があふれている実情はかわりません。

いちばん、ありがちなケースは、標準治療で対応しきれなくなって、

「**これで治療を終了します**」

と宣告される例でしょう。

標準治療が確立されて普及している現在、標準治療がなければがん医療は不可能になっていますし、標準治療によって全国どこにいっても、高いレベルの治療をうけられるようになっています。

しかし、現場の医師たちが標準治療を絶対視し、標準治療をはずれる治療をしたがらなくなっていることも事実です。たとえ死亡事故がおきても、標準治療をしたといえば、問題にされることはありません。

そこでは医療が生きている人間を相手とする仕事であり、標準治療はだれにでもあてはまる絶対的な方法でないことが無視されています。臨床医は標準治療を参考にしながら、そこから個々の患者にあてはまる治療法を考えるべきでしょう。

医療は科学でないのに、さも科学だといいたがるような標準治療という制度が、がん難民を生みだす原因のひとつになっています。

治療困難な高齢者のがん

つぎに多いがん難民発生の理由として、**80歳をこえた高齢者にがんが発見されても、病院側が本格的な治療をしたがらない**事情があります。

たしかにがん医療はやさしい治療法ではありません。いかに元気そうにみえても、化学療法をはじめてしばらくすると、へなへなとなる高齢者は少なくありません。病院側が用心するのには、無理もない面があります。

しかし、治療法がないと突き放すのは、現代のがん医療の大きな問題点です。放射線を使うなどして治療する方法が、まったくないわけではないでしょう。

病院側が高齢者の治療に消極的になる事情をさぐってみると、いつまでもわけのわからない難癖をつける患者や家族の存在があります。かれらのクレームがひどすぎて、治療をさまたげることさえあるそうです。

なかにはクレームのせいで、病院をやめていく医師もいるそうですが、患者側のいいぶんを聞いてみると、そもそも治療法を理解していないことがわかります。こんな事情があれば、病院側も手のかかりそうな患者を敬遠するでしょう。

入院中の患者が治療の終了を告げられるケースでは、病院側は緩和《かんわ》病棟いきを提案します。しかし緩和病棟は狭き門で、多くの患者は一般病棟で緩和病棟のあきを待っているうちに亡くなります。一般に治療の終了を告げられる患者は、1カ月から1カ月半くらいしか生きることはできません。

いまは病院間の地域連携システムができあがっていますので、緩和病棟でなければ、最期をみまもってくれる病院やホスピスが紹介されるでしょう。しかし、ホスピスでは月に30万円程度の経費がかかります。

最後の手段は自宅療養です。これがまた難関で、能力のある人柄のいい在宅医に出会えればいいですが、現状では高齢者と認知症の患者だけに限定して、がん患者をうけいれない在宅医もいます。24時間対応というのは、たいへんな労役ですし、在宅医のなかには、ろくろく鎮痛法も知らない医師さえいるのが現実です。

兵庫県尼崎市の開業医・**長尾和宏先生**は尊敬すべき在宅医で、『「平穏死」10の条件』や『抗がん剤10の「やめどき」』のような好著を書かれています。長尾先生の近著『痛い在宅医』を読むと、追いつめられた患者の実情と選択肢がよくわかります。

メトロノミック療法の強い魅力

この本では、すでに実現しているがんの治療法と、今後に期待されるがんの治療法についてまとめようとしてきました。しかし実現している治療法にさえ、アプローチできない患者は大勢います。また、どれほどすばらしいと思える治療法が研究されていても、がん患者はそれが実現するまで待つことができません。

ここで本書の「**遺伝的な遺伝子変異はいつごろ発生したか**」という項で紹介した、アリゾナ州立大学のポール・デイビーズの主張を思いだしてください。

がん医療で世界的な影響力をもつこの理論物理学者は、がん細胞を撲滅する必要はなく、性質を理解してコントロールすればいいといっています。投与する薬剤の量をへらし、がん細胞が耐性を獲得するのをさまたげれば、全身に広がるのを防げるのではないかというのです。

メトロノミック療法というのは、かつては「がん休眠療法《きゅうみんりょうほう》」といわれた、**低用量の抗がん剤を使う治療法**です。この治療法の最大の特色は、抗がん剤や分子標的薬を5分の1か10分の1といった使用量にして、がんをコントロールしようと試みることにあります。

そもそも標準治療は、患者が副作用にたえられる最大耐用量《たいようりょう》を、休薬期間をおきながら短期間に投与して、がん細胞を死滅させようとする方法です。しかし精巣がんと、白血病や悪性リンパ腫のような血液のがんをのぞけば、この方法は有効ではありません。

化学療法だけではがん細胞を根絶することはできませんし、化学療法はいずれは効かなくなる薬剤耐性《やくざいたいせい》という宿命をおびています。薬剤耐性がおこらなくても、患者はやがて副作用にたえきれなくなるでしょう。

この本のはじめに紹介したコンバージョン手術は、化学療法のこの特徴をうまく生かした治療法だということができるでしょう。

低用量の化学療法の原理

メトロノミックとは、「**メトロノームのように定期的に**」という意味をもっています。つまり低用量の薬剤を休薬期間をおかないで、週1回のペースで規則的に投与します。メリットは副作用がほとんどないので、患者は体力と免疫力を維持しながら、治療をつづけられることです。

だから標準治療をうち切られた患者、体力のない患者、高齢者、治療を終了しますと宣告された患者たちにも適します。患者はきちんとした検査や経過観察をうけながら、週1回のペースで、長期的な化学療法をうけることになります。

メトロノミック医療には、保険が適用される薬剤を使うかぎり、医療保険が適用されます。この治療法にかかわる医師たちは、正当ながん医療を経験していますので、いいかげんな推測やカンで薬の用量をきめるわけではありません。薬剤の専門家たちと分析・研究し、使えるさまざまな薬剤を使用しますが、低用量なので、それほど高額の治療費にはなりません。

メトロノミック医療を実践する医師のひとりに、東京の「**銀座並木通りクリニック**」（☎

図表36 **メトロノミック医療の用量と費用**（先発品にて計算）

メトロノミック療法の例（身長160cm・体重50kg・体表面積1.5㎡）			
大腸がん	使用抗がん剤		薬剤費（月あたり）
標準抗がん剤治療（mFLOLFOX6+Bev）	5FU	4200mg/body	約45万円
	オキサリプラチン	130mg/body	
	レボホリナート	300mg/body	
	ベバシズマブ	250mg/body	
メトロノミック療法	5FU	125mg/body	約14万円
	オキサリプラチン	25-50mg/body	
	レボホリナート	25mg/body	
	ベバシズマブ	100mg/body	

03－3562－7773）の三好立院長がいます。10年以上、さまざまな抗がん剤を低用量で駆使しながら、進行がんのコントロールにとりくんできました。

もちろん、メトロノミック医療でがんが根治するわけではありません。その点は、標準治療の化学療法でも根治できないので、おなじことでしょう。

進行がんの患者は、おいしい食事を楽しみ、痛みを感じないでよく眠り、のこされた日々をすごすことになります。そうした意味では、メトロノミック医療は延命治療にすぎないと思われるかもしれません。

しかし、いまはがん医療の激変期です。

ひとつの治療法や薬剤が出現するだけで、そのがんの治療域が一変する可能性があります。患者や家族は半年元気でいることが、大きな意味をもつ可能性を信じるべきでしょう。

いまは関東圏や関西圏にも、メトロノミック医療か抗がん剤低用量治療を実施している施設があります。希望される患者は、ネットで調べてみてください。

メトロノミック医療をうけるには、**これまでの治療経過がわかる担当医の診療情報提供書、検査データ、画像データをそろえる必要があります。**医師はそれを参考にして、慎重に対応するでしょう。

2、自分のがん組織を使う「自家がんワクチン療法」

免疫療法や遺伝子治療は高くて効かない

筆者はこれまで30年以上にわたって、さまざまな免疫療法や遺伝子治療をみてきました。これらの治療法にすがった何十人という末期がんの患者たちをみているうちに、免疫療法や遺伝子治療は高くて効かないと思うようになりました。

いまもネットで検索すると、自由診療のクリニックで実施されている、さまざまな免疫療法や遺伝子治療の広告がでてきます。

「あらゆるがんに効きます」

「当院の治療はからだにやさしくて、副作用がありません」

「世界初の画期的な治療法です。あきらめないでください」

というようなキャッチコピーの羅列です。ほんとうにそのとおりなら、世界中からがん患者たちが押し寄せるでしょう。

これらの治療法の問題点は、途中で治療を中断しても、前納した治療費を返さないことです。なかには5本の皮内注射のうち、2本を打ったところで亡くなった患者がいましたが、返金しないという契約書が結ばれていて、返金されませんでした。

これらの治療法は例外なく高額です。あるクリニックの免疫療法は、1コース500万円もします。これを3コースもうけて、亡くなった患者がいます。院長に1500万円も払って亡くなった患者の家族に、どう説明したのですかと聞きましたら、

「もっと早くくればよかったのですよ」

という返事が返ってきたのには、あきれかえりました。

はじめての信頼できるワクチン療法

「自家がんワクチン療法」という治療法があることを聞いたとき、またかという思いを禁じることができませんでした。

ところが、このワクチンを製造する**セルメディシン**（茨城県つくば市、☎０２９－８２８－５５９１）は、自家がんワクチンを**国内の７つの大学の医学部や医科大学と共同で臨床研究し、全国70カ所の病院で治療を実施**しています。

自家がんワクチンの最大の特色は、がんの手術をして再発を心配する患者と、手術後に再発した患者にたいする治療法だということです。

がんの手術をうけて再発した患者は、初発のときより大きな衝撃をうけます。最大の問題は、再発したがんがどこまで広がっているかわからないことです。それでも生きのびたいと思えば、また手術か放射線療法をうけるしかありません。

何回も再発して、手術をうけて亡くなった患者の家族に会ったことがあります。病院から帰ってきた遺体の手術のあとを計ってみたら、なんと2メートルもあったということでした。遺体の手術のあとを許った家族の心情を、想像することができませんでした。

そのような不運な患者にたいする**自家がんワクチン**という治療法があることに、心をひかれました。

自家がんワクチンのじっさい

この治療法では、**手術で切除された患者のがん組織が活用**されます。病院側は切除した患者のがんを、ホルマリンで処理してパラフィンでつつみこむ「**パラフィン包埋《ほうまい》ブロック**」という状態で、原則的に長期間にわたって保存します。

ホルマリンにつければ、がん細胞は死滅して固まりますので、そこから水分をぬいて、パラフィンの溶液につけこめば、パラフィン包埋ブロックができあがります。

患者は手術をうけた病院にいって、切除された自分のがん組織をうけとらなければなりません。事前に連絡して、病院にいってみてください。**必要な分量は2グラム、つまり小指の第1関節くらいの大きさ**です。

切除されたがん組織は、保存された状態でも、すべての抗原《こうげん》を維持しています。セルメディシンは、このがんのかたまり（サンプル）に免疫刺激剤を添加し、キラーT細胞のような免疫細胞の攻撃力を強めます。

こうしてできたワクチンは、生理食塩水を用いて懸濁液《けんだくえき》（固体の粒子が分散した液体）とされますが、このワクチンをつくるには1～2週間かかります。

できあがったワクチンは病院に渡されますので、患者はあらかじめ、かよいやすい場所にある自家がんワクチンの実施施設を指定して、了解をえておく必要があります。

ワクチンは1回の投与量が1ミリリットルで、患者の腕に0・2ミリリットルずつ**5カ所に、皮内注射で投与**されます。患者は通院で、3回にわけたワクチンの注射と、2回の免疫反応テストという、合計5回の通院治療をうけることになります。経費は病院によってちがいますが、自由診療で１５０万円前後です。

副作用としては軽い発熱と、注射された箇所に軽い炎症がおきる程度で、問題になるようなレベルではないとされます。

放射線によるアブスコパル効果

自家がんワクチンは、日本では２００１年からはじまりました。**ワクチン療法に特有の波及効果があり、がんのとりのこしや局所再発はもとより、転移箇所のがん細胞にも効果**

を発揮します。

もっとも注目すべきは、**放射線療法を併用することで、効果が30％も高くなる**ことです。これは現在のがん治療のレベルから、とうぜん予想される現象です。この現象は2015年10月の「第74回日本癌《がん》学会」で「**アブスコパル効果**」として発表されました。アブスコパル効果とは、免疫の強化によって、離れた部位《ぶい》にある転移巣《てんいそう》にも効果をあげることです。

自家がんワクチンの治療成績では、**肝臓がんの再々発するリスクを81％も低くする効果**がめだちます。ほかに**脳腫瘍《のうしゅよう》の神経膠芽腫《しんけいこうがしゅ》**にたいしても、効力を示しています。再発が心配される乳がんや、再発した乳がんにも、治療経験がつまれています。

デンマークのデータでは、**骨転移《こつてんい》がなければ、平均した5年生存率が、75・8％**とされました。骨転移があっても、自家がんワクチン療法は適用することができます。

ただ自家がんワクチンは、免疫力を活性化しますので、リウマチや膠原病《こうげんびょう》のような自己免疫不全症候群にかかっている患者には使うことができませんし、免疫細胞の作用を抑止するステロイドの使用者にも適しません。

それでも、ここにもまたがん患者に希望をあたえる治療法が実現しています。

あとがき

ぼくは医療の関係者ではありませんが、海外のがん医療の著作を翻訳《ほんやく》した関係で、1990年代の後半から、全国各地の患者や家族から問いあわせをうけるようになりました。

がんに苦しむ人たちを相手にして、適切な治療法を提案したり、対応能力のある医師や病院を紹介したりしてきましたが、かつての医療は進行したがんにたいして手のうちようがありませんでした。

いまでは進行したがん患者ばかりか、終末期にたっしたと思われる患者にさえ、救いの手をさしのべられるようになっています。20～30年まえからみると、夢のような時代がきたと思わざるをえません。家族の命が助かって、よろこんで泣いている人たちをみると、こちらも医療の進展に感激して泣きそうになることがあります。

いちじ「がんサバイバー」ということばが使われましたが、こんなことばは意味をもたなくなりました。がんにかかっても、命を失わないのがあたりまえになったからです。

それでも、適切なタイミングでがん検診をうけるのは、現代人にとって、健康であるためのもっとも基本的な常識であることにかわりはありません。また不運にしてがんにかかったら、家族が中心になって、あわてないで病院と医師を選ぶことに総力をあげなければなりません。このときの選択が、命が助かるかどうかの分かれめになります。

この本では、じかに接した患者たちの実例をもとにして、現代のがん医療の展望と、近いうちに実現を期待される治療法のいくつかを紹介しました。

現代のがん医療の課題は、ふえつづける手遅れになりがちな若年層のがんにいかにして対処するかと、標準治療ができなくなって「治療終了」を宣告される患者や、本格的な治療をことわられる高齢者に、どのようにして希望のもてる時間をすごしてもらうかにあります。かつて「がん難民」と呼ばれた人たちは、いまもふえつづけています。

本書の第8章で「メトロノミック療法」と「自家がんワクチン療法」にふれたことに、異議《いぎ》を唱《とな》える医師がいるかもしれません。それらに科学的証明が十分でなく、患者の命を救えないとしても、それは標準治療もおなじことでしょう。少しでも長く生きたいと願う患者と家族がいるかぎり、それに応えようとする治療法があることが貴重だと思います。

本書は、潮出版社の南晋三社長の要望によって成立しました。南社長が熱心にいってくださらなければ、こんな内容の本を書こうとは思いませんでした。面倒な説明を理解し、整理してくださった編集者の末永英智さんとともに感謝をささげます。

藤野邦夫

2018年8月

藤野邦夫 ふじの・くにお

1935年石川県生まれ。早稲田大学フランス文学科卒業、同大学院中退。出版社勤務後、翻訳業と執筆業に専念。東京大学、女子栄養大学の講師を歴任。1980年代から、がん医療を中心とする欧米の医学書を訳したことから全国のがん患者の問い合わせを受けるように。毎年、300人前後の患者の相談にのってきた。著書に『がん難民コーディネーター』『前立腺ガン治療革命』『がん医療・抗がん剤治療のすべて』(以上、小学館)、『うろたえないガン治療』(小社刊)。訳書にJ・ピアジェ、R・ガルシア『精神発生と科学史』(新評論)、E・ルディネスコ『ジャック・ラカン伝』(河出書房新社)など多数。

潮新書 016

4期のがんを生き抜く最新医療

2018年 9月20日 初版発行

著 者｜ 藤野邦夫
発行者｜ 南 晋三
発行所｜ 株式会社潮出版社
〒102-8110
東京都千代田区一番町6 一番町SQUARE
電話 ■03-3230-0781（編集）
■03-3230-0741（営業）
振替口座 ■00150-5-61090

印刷・製本｜ 株式会社暁印刷
ブックデザイン｜ Malpu Design

ISBN978-4-267-02140-4 C2247